ちかくにいる。ちからになる。

メディカルシステムネットワークが目指す未来

本間克明
HONMA KATSUAKI

薬事日報社

はじめに　人生を変える出会い

1981年、私が、大学院を卒業する間際のことです。

論文が全く書けず、このままでは留年するかもしれないというところまで追いつめられていた私の日課は、下宿先のすぐ近くにあった薬局で栄養ドリンクを買うことでした。

ほとんど寝ずに論文に向き合うなか、ぼさぼさの頭、血走った目、もうろうとした意識のままその薬局へ向かう。薬局のオーナーが、そんな私を印象深く覚えたのはわけもありません。

当時、株式会社メディカルシステムネットワーク（以下、メディカルシステムネットワーク）創業者である田尻と秋野は、医薬品卸売会社の営業を担当し、釧路営業所に勤めていました。釧路営業所で後任の薬剤師を探すことになった時、その薬局のオーナーが、「ちょっと話を聞いてみるかい？」と私に声をかけてくれたのは、オーナーがこの二人の高校の後輩だったことが背景にあります。

卒業できるかどうかわからず、就職活動もしていなかったこともあって、とにかく話を聞いてみようと思ったことが、全ての始まりとなりました。

釧路営業所の目の前にあった食堂で初めて二人に会い、当時380円ですごくボリュームのあるランチをご馳走になりながら、出会ったばかりの二人の話が、本当に面白くて楽しかったのを昨日のことのように思い出します。

「こんなことができたら面白いと思わないか?」「この国の医療業界を変えたいんだ」。

二人が純真に夢を語っていることがとても新鮮で、ワクワクして、私はすぐに釧路に行くことを決意しました。大学院教育まで受けた私に、教授陣は「夢みたいなこと言うな」「考え直せ」とさんざん言いましたが、私自身の決心もまた揺らがなかった。「僕も、日本の医療を変えたいと思いました。行ってみようと思います」と。

釧路では、小学校からの同級生だという二人が、毎日理想を語って笑っていました。「一緒にやろう」、「あんたの力が必要なんだ」と人をたらしていくのです。当社にはそうやって入社し、新たな人生を歩みはじめた社員が少なくありませんが、その姿は、40年以上が経った今も、全く変わっていません。

私たちの企業理念。それは、「良質な医療インフラを創造し 生涯を見守る『まちのあかり』として 健やかな暮らしに貢献します」というものです。

地域で暮らす人々の健康を支え、医療という生活基盤を豊かに創造する。ただ薬を提供することだけが、私たちの仕事なのではなく、暮らしに寄り添い、人の心に寄り添うこと。それは、住み慣れた場所で、生涯安心して暮らせる「まちづくり」の一翼を担うことです。

医薬品の流通改革から始まった私たちの挑戦が、ここまで事業領域を広げることになろうとは、当初は想像もしていませんでした。本当に理念を形にしようと行動してきたからこその結果だと思います。

しかし、事業が大きくなるほどに、私たちの仕事が地域の生活や人の心にどう役立っているのか、複雑でわかりにくくなってきていることも実感せざるを得ません。

これまでの実績や成果を声高に説明するのではなく、創業当時の想いや理念を、これからさらにどう実現しようとしているのか、その展望も含め、少しでも多くの人に伝え理解してもらいたい。そう思ったことが、今回の執筆の大きな動機となっています。

本書は、メディカルシステムネットワークの中核の事業を軸に構成しました。

第1章では、近年急速な成長を続ける「医薬品ネットワーク」事業の解説をもとに、私たちが医薬品の流通改革にどう取り組み、今後、何を目指していくのかについて述べました。

第2章は、全国で427店舗（2022年9月時点）を展開する、直営薬局「なの花薬局」の経営についてです。「まちのあかり」という理念の実現に向けて、地域薬局としての私たちの実践のあり方を、事例とともにご紹介しています。また、現場で活躍する方々への取材は、これから求められる地域薬剤師としてのあり方を提示してくれるものとなりました。

さらに第3章では、デジタルシフトやジェネリック医薬品製造販売事業といった新しい事業領域から、プラットフォームビジネスと位置づけて展開する、今後の医療インフラ構築への展望について述べました。

当社を支える理念、また今後のビジョンについては、創業者である田尻や秋野、また、副社長である田中のインタビューなどからも読み取っていただけると思います。

私たちが医薬業界から取り組んできた、本当に安心して暮らせる地域社会の実現。本書を通じて、少しでも感じ取っていただければ幸いです。

メディカルシステムネットワークグループ
株式会社北海道医薬総合研究所取締役会長　本間克明

ちかくにいる。ちからになる。

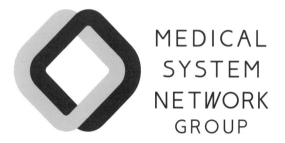

MEDICAL
SYSTEM
NETWORK
GROUP

医療にかかわる「誠実さ」「信頼性」「安心感」を示すブルーラインと、「親しみ」「温もり」「明るさ」を示すオレンジラインを組み合わせ、患者さんを「支える」存在であることをシンボル化したロゴ

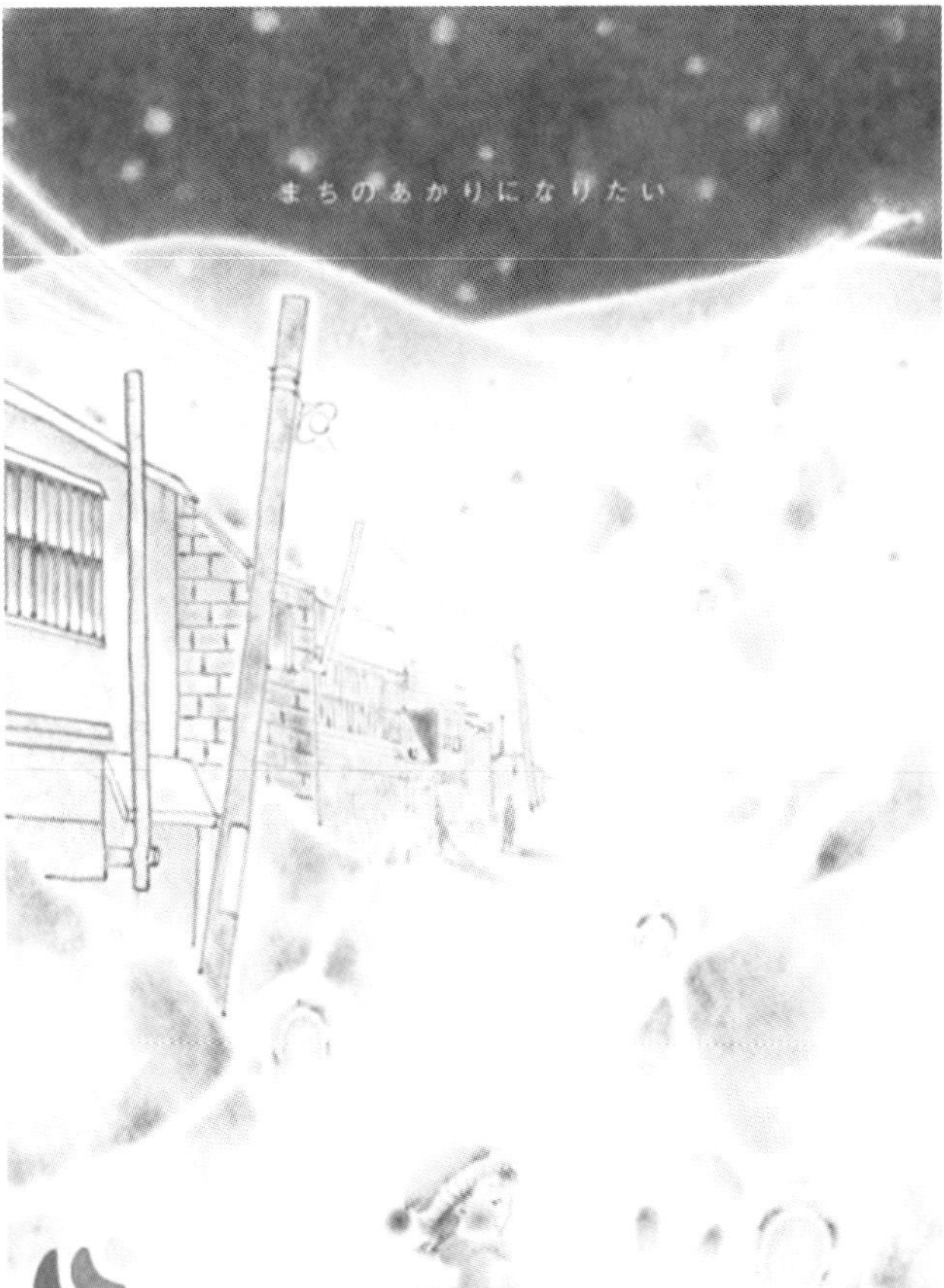

1983年、秋野が小樽で自分の薬局を開くことになった時に友人が描いてくれたイラスト。「まちのあかり」を全国に届ける、なの花薬局の原点

HISTORY　グループの歩み

1999年　9月　株式会社メディカルシステムネットワークを設立
　　　　11月　「医薬品情報システム」が完成、医薬品システム関連業務を開始
2000年　4月　医薬品ネットワークシステム（O／E system）が完成、稼働開始
2001年　3月　薬局向けシステム開発を行う
　　　　　　　有限会社システム・フォーを子会社化（後に株式会社システム・フォー）
2002年　3月　大阪証券取引所 ナスダック・ジャパン（現JASDAQ）市場上場
　　　　8月　調剤システム「PHARMACY DREAM」発売
　　　　12月　北海道内54店舗で調剤薬局事業開始（株式会社ファーマホールディングを子会社化）
　　　　　　　賃貸・設備関連事業開始（株式会社日本レーベンを子会社化）
2005年　10月　関東・関西地方に本格進出（現株式会社なの花東日本、株式会社なの花西日本を子会社化）
2007年　1月　中部地方に本格進出（現株式会社なの花中部を子会社化）
　　　　12月　高齢者専用賃貸住宅（後にサービス付き高齢者向け住宅）「ウィステリアN17」

開業、運営開始

２００８年　９月　東京証券取引所市場第二部上場

２０１０年　６月　東京証券取引所市場第一部指定

２０１３年　１月　医薬品ネットワーク加盟件数１０００件達成

11月　九州地方に本格進出、給食事業を開始（株式会社トータル・メディカルサービスを子会社化）

２０１６年　５月　訪問看護事業を開始（株式会社ひまわり看護ステーションを子会社化）

９月　医薬品製造販売事業を開始（株式会社フェルゼンファーマを設立）

２０１７年　７月　北海道内の薬局運営会社を株式会社なの花北海道に集約

10月　株式会社システム・フォー、株式会社ファーマホールディング及び株式会社日本レーベンを吸収合併

２０１８年　１月　東北地方に本格進出（現株式会社なの花東北を子会社化）

２０１９年　１月　株式会社永冨調剤薬局を子会社化

２０２０年　１月　医薬品ネットワーク加盟件数５０００件達成

10月　調剤薬局向けのデジタルシフト事業を開始（株式会社ファーマシフトを設立）

２０２１年　３月　医薬品ネットワーク加盟件数６０００件達成（市場シェア10％超）

７月　株式会社ひまわり看護ステーションを吸収合併

目次

はじめに　人生を変える出会い……1
HISTORY　グループの歩み……8
第1章　医薬品ネットワークという流通改革……13
1　医療業界における流通改革……15
2　医薬品ネットワークとは何か……17
3　なぜ流通改革が必要なのか……27
4　加盟店とともに地域社会を支える……30
コラム　業界全体での効率化に共感……33
5　地域包括ケアシステム構築にも貢献……35
寄稿　メディカルシステムネットワークと私　中村秀一……38
第2章　「まちのあかり」としての地域薬局……45
ヒューマンネットワークで「まちのあかり」を　代表取締役副社長　秋野治郎……47
1　なの花薬局の理念「まちのあかり」……58

2　人口1000人の村もカバーする薬局…61
3　地域密着の医療モール型店舗…69
4　サ高住とも連携した「まちづくり」…72
5　薬局・薬剤師のかかりつけ化…75
6　効率化を徹底した薬局経営…78
7　CP Step制度と薬剤師教育…80
8　グループ企業との連携…83
9　地域薬剤師たちの実践…85
在宅医療での薬剤師の必要性を実感
株式会社永冨調剤薬局　矢吹洸二さんインタビュー…86
患者さんの目線で、オーダーメイドな医療を
株式会社なの花東日本　佐々木麻里さんインタビュー…92
コラム　薬剤師のスキルアップで患者のQOL向上へ…98
自社最適からエリア最適へ　全国で「まちのあかり」の実現を目指す
代表取締役副社長　田中義寛…102
寄稿　田尻稲雄の魅力　井部俊子…111

第3章　プラットフォームで実現する未来……115

1　ジェネリックの大量生産・大量廃棄に課題〈株式会社フェルゼンファーマ〉……117
2　安心できる製造環境と安定的な供給……119
3　売上規模100億円を目指す……123
4　「抗がん剤」「化粧品」新たな分野にも挑戦……125
5　「つながる薬局」でかかりつけ薬局化を支援〈株式会社ファーマシフト〉……127
6　LINEでユーザーサイドに立った開発……130
7　処方箋枚数の増加にも貢献……133
コラム　「つながる薬局」で友だち感覚のコミュニケーション……135
8　データ活用で多職種連携に期待……136
9　薬局も「選ばれる」時代へ……139
医療業界の常識を変え、豊かな暮らしをつくる
代表取締役社長　田尻稲雄……144

おわりに　「まちのあかり」の、その先へ……159

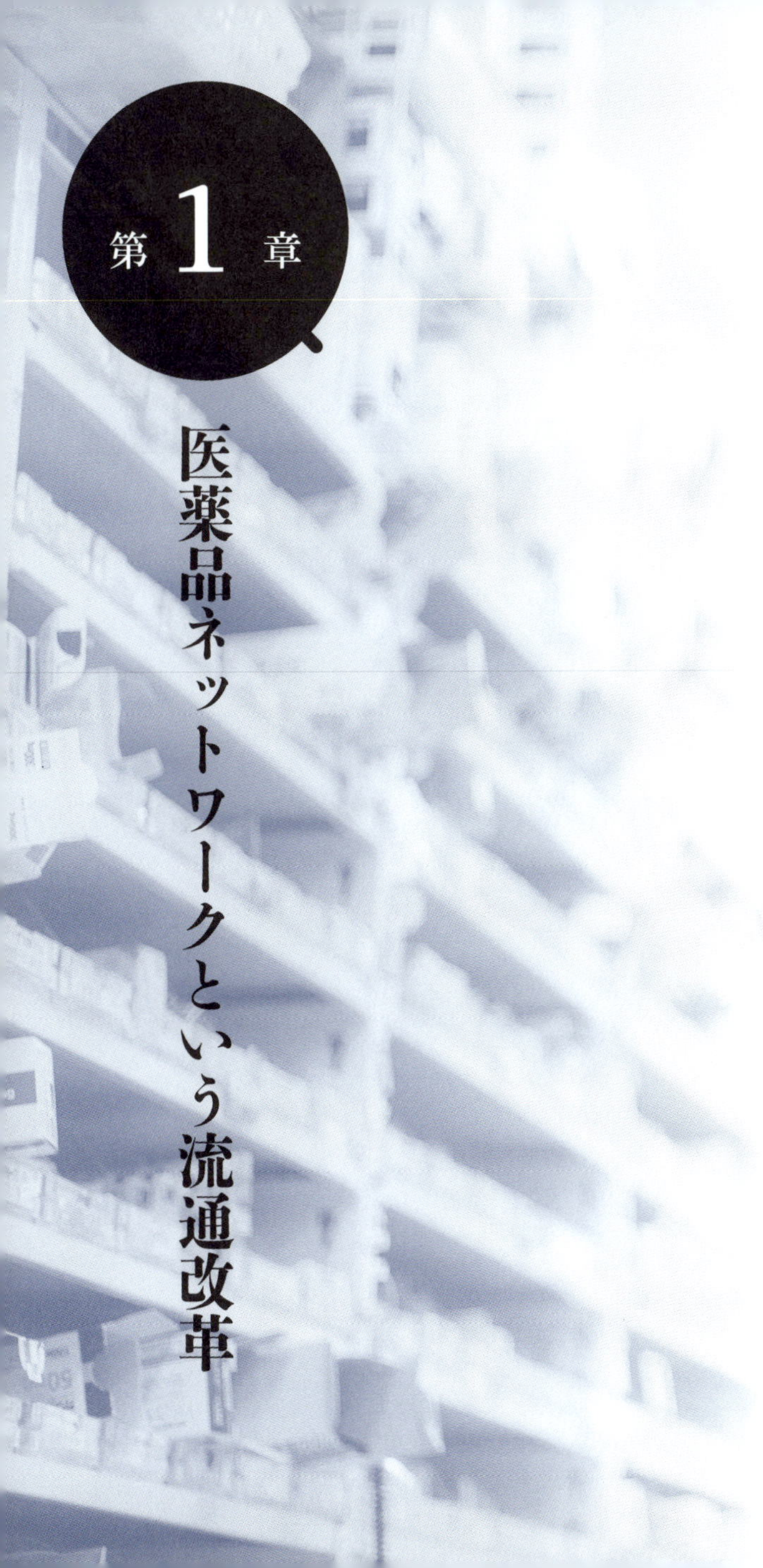

第1章

医薬品ネットワークという流通改革

1　医療業界における流通改革

株式会社メディカルシステムネットワークは、医薬品業界に携わっていた田尻稲雄（現代表取締役社長）、沖中恭幸、秋野治郎（現代表取締役副社長）を中心に、1999年に札幌市で設立された会社です。

当時、田尻は医薬品卸売会社であるメディカル山形薬品株式会社代表取締役、沖中は薬局や医療機関向けのコンピュータシステム開発・販売を行う有限会社システム・フォー代表取締役、また秋野は薬局を経営する有限会社一《いち》の秋野《あきの》代表取締役でした。

それぞれが医薬品業界に携わるなかで、医薬品流通をもっと合理化する必要があるという強い信念と共通認識のもとに集まり、設立されたのが当社です。現在は、自社薬局（以下、直営店）427店舗を中心に社員数4800人を超える組織に発展し、グループを含めて全国へと事業規模を拡大してきました。

この章では、まず、そうした私たちのビジネスの根幹である「医薬品ネットワーク事業」について説明するとともに、この事業を通して会社として何を目指しているのかを見ていきたいと思います。

医薬品ネットワーク事業とは、薬局・医療機関に対し業務効率化をはじめとする総合的な経営支援サービスを提供する事業のことです。「質の高い医療サービスの提供」に貢献することを大きな目的としています。

2 医薬品ネットワークとは何か

では、医薬品ネットワーク事業が、どのように業務の効率化をサポートしているのか、具体的に見ていきましょう。

医薬品ネットワークでは、主に以下のようなサービスを提供しています。

◎薬局経営ノウハウの提供
◎医薬品購入サポート
◎デッドストックエクスチェンジ（不動在庫消化サービス）
◎システムを活用した適切な在庫管理

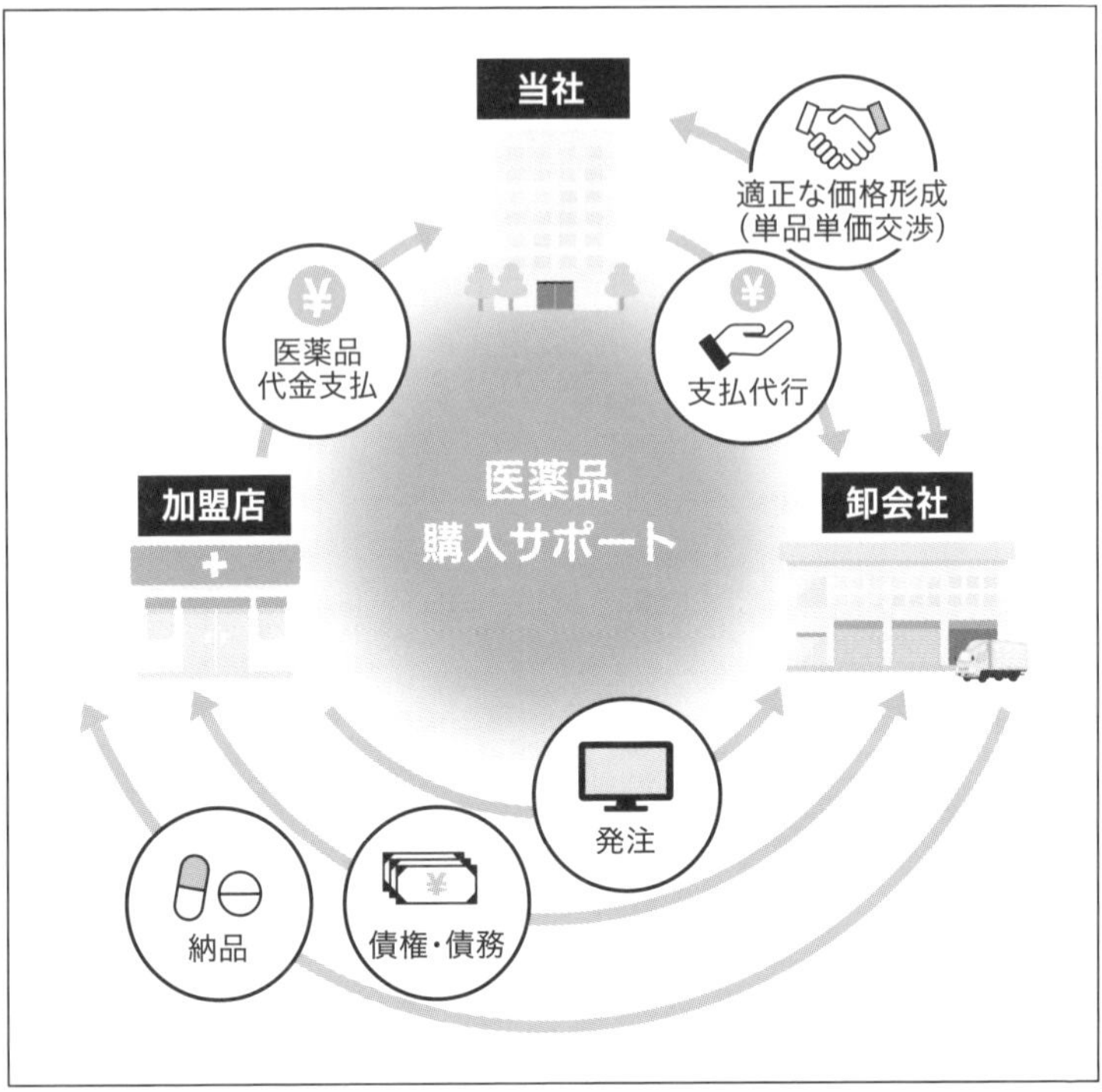

医薬品ネットワーク事業の相関図

薬局経営ノウハウの提供

医薬品ネットワークで提供するのは、薬局の経営全般をサポートするための各種サービスです。

大きくは、薬局経営に有益な情報やデータを、限定ポータルサイトなどを通じて提供しています。医薬品の価格検索といった基本的なものから、後発品に切り替えた際のシミュレーションや仕入れデータの分析など、各種データを経営の効率化のために活用いただくことができます。

また、私たちには、全国427店の「なの花薬局」直営店の経営を通じて培ったノウハウがあります。それらの情報は、加盟店においても積極活用していただくことが可能です。

2016年4月、厚生労働省は国民に「かかりつけ薬剤師・薬局」を持つことを推奨しました。

かかりつけ薬剤師とは、薬だけでなく健康に関する豊富な知識を持ち、担当する患者さんの生活状況などもしっかり把握したうえで、日々の健康の相談に応じる薬剤師のこと。今後の調剤薬局は、薬の処方だけではなく、地域ともさまざまに連携したサービスも工夫していく必要があります。また薬剤師には、薬を調剤してお渡しする「対物業務」だけでなく、服薬指導や飲み合わせチェック、その後のフォローなど「対人業務」へのシフトが求められています。

私たちが提供する経営支援の中には、そうしたビジョンに応じた薬剤師教育も含まれます。例えば、かかりつけ薬剤師になるために必要な集合研修（全国で年間30～40回）の実施や、eラーニングの提供、講師の派遣。また、薬局内で薬剤師教育を成功させるための基盤づくりや、人材育成に関する幅広いサポートも行っています。

ナレッジの提供、人材交流、そしてエリア内での医薬品の管理など、直営店と加盟店がさらなる連携を図ることで、地域の皆さんにとってなくてはならない存在になる。それをサポートするのが、医薬品ネットワークの大きな役割です。

医薬品購入サポート

また、医薬品ネットワーク加盟の大きなメリットとして、「医薬品仕入業務の効率化」が挙げられます。

薬局で管理されている医療用医薬品は、1000～3000品目にものぼるといわれています。診療報酬の改定に合わせ、2020年度までは薬価の改定が2年に1度、2021年度からは毎年行われています。その都度、価格交渉を行わなくてはならないのは、薬局運営にとって大きな負担となっています。

価格交渉を私たちにアウトソーシングすることで、その業務から解放され、本来の業務へ集中できるというのが、この医薬品購入サポートが持つ最大のメリットです。

また、私たちが卸売会社と交渉することによって、価格透明性も担保されます。

かつては複数の品目を組み合わせて総合的な価格で交渉し、それぞれの単価を無視して一律で割引をするという「総価交渉」と呼ばれる取引スタイルが主流でした。

厚生労働省はこれを問題視し、改善するよう緊急提言していますが、未だこの慣習が残り続けています。

私たちの価格交渉は、医薬品の品目ごとに価格を決める「単品単価」交渉です。毎年、全国約55社の卸売会社と、4万以上の品目について価格交渉しています。さらに、その価格は「一物一価」。つまり、どの卸売会社で購入しても同じ価格としています。卸売会社を選ぶのは、加盟店自身。そうなると、卸売会社は価格競争ではなく、機能やサービスで勝負することになります。

価格交渉では、薬局・卸売会社双方の利益とコストを踏まえた価格帯を狙います。一方で、加盟店においては在庫の適正管理やインターネットを使った発注などを加入条件としていますので、卸売会社側の業務負担も大きく軽減されます。私たちが目指しているのは、薬局と卸売会社双方にとってＷｉｎ-Ｗｉｎの関係なのです。

デッドストックエクスチェンジ（不動在庫消化サービス）

一般的に、小さな薬局でも1000種類近い薬を取り扱っています。しかし、中には年に1度しか処方されない薬もあります。使用期限が切れた薬は、当然廃棄するしかありません。

このような薬局の不動在庫を削減するために、加盟店同士で医薬品を売買できる「デッドストックエクスチェンジ」というサービスを提供しています。

全国の加盟店から医薬品のデッドストックをシステム上で登録してもらい、仕入れデータを用いた当社独自のロジックで、その薬がよく使われている薬局にマッチングしています。

高額な薬を仕入れるのには抵抗がある薬局経営者も多くおられると思いますが、その場合でもデッドストックエクスチェンジであれば、効率よく管理することが可能です。

この仕組みによって、売り手側は不動在庫がなくなり、買い手側も安い価格で購入することができます。現在では、平均で9割のマッチング率となっていて、全加盟店における年間5億円（薬価ベース）の廃棄ロスの削減に繋がっています（2020年4月〜2021年3月実績）。

システムを活用した適切な在庫管理

また、医薬品在庫管理システムを利用いただくことで、流通コストの削減にも貢献します。

在庫管理システムを導入すると、医薬品在庫が可視化され、適正な在庫数を保つことができます。これにより、まずは患者さんが必要とする薬の欠品を防ぐことができますし、また、不動在庫を監視することで、在庫管理のためのスペースや人件費、その他さまざまな面でのコストカットが期待できます。

適切に在庫数を把握できれば、急な発注や返品なども起こりにくくなり、流通の無駄が減ります。こうした工夫が卸売会社の負担を減らすことにも繋がり、業界としての流通コストの削減・効率化に貢献することができる仕組みです。

医薬品ネットワークの加盟店は、最初の１０００件に到達するまでに十数年を要しました。しかし、２０１８年以降に急成長し、２０２２年9月時点で、加盟総数は８１７３件。現在も、月に１００件ペースで加盟件数が伸びています。全国の薬局数は約６万件といわれていますから、全薬局の13・６％が当社医薬品ネットワークに加盟している計算になります。

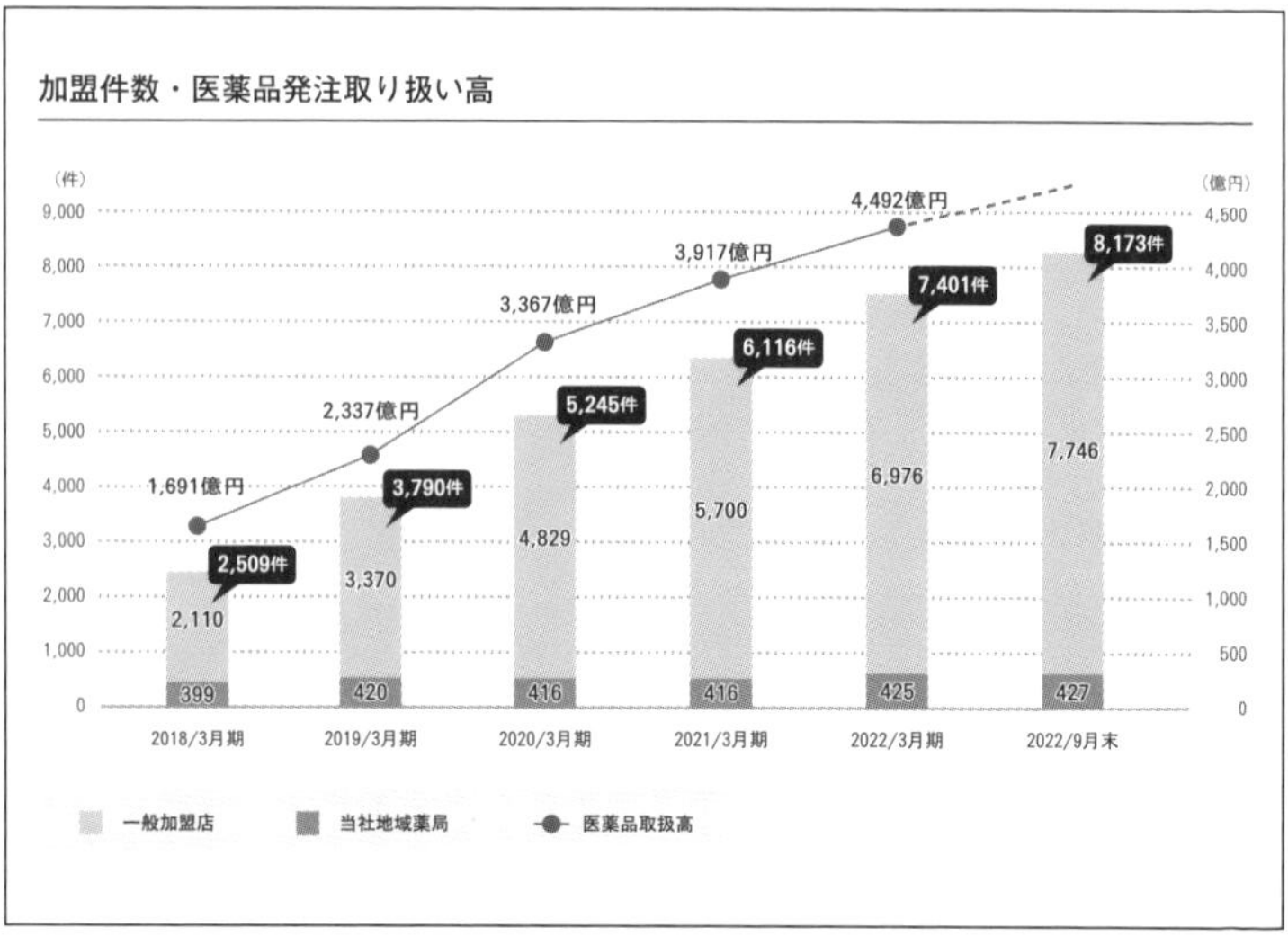

2018年以降の医薬品ネットワークの加盟件数と
医薬品発注取り扱い高の推移

3 なぜ流通改革が必要なのか

私たちがなぜ、医薬品ネットワークを推し進めていくのか。その背景には、医薬品の卸売業界の非効率な流通過程がありました。

医薬品の卸売会社というのは、製薬会社や医療機器会社と、薬局や病院などの医療機関を結ぶパイプ役となっています。

医療機関が必要な医薬品を卸売会社に発注すると、「MS」（医薬品卸販売担当者：Marketing Specialist）と呼ばれる営業社員や配送担当が薬を納品するわけですが、医療機関が適切に在庫管理できていなかった場合、「急配」と呼ばれる緊急配送が発生したり、月末の返品などが頻繁に起こったりします。その結果、MSが何度も同じ医療機関に出向くことも少なくありません。

また、卸売会社への支払いサイトも「3カ月」と長期間で設定されていることが一般化しており、卸売会社に負担を強いる取引関係となっていたのです。

当社の創業者であり社長でもある田尻も、かつてMSとして働き、卸売会社の社長も経験しています。医薬品流通は非常に大切なインフラですが、先述のように無駄や非効率も多く生じていました。

その現状を目の当たりにし、患者さんに適正に医薬品を届けるサプライチェーンの全体最適を図りたい、そうすることで業界だけでなく社会全体に貢献できる事業になると考えたことが、この医薬品ネットワーク事業の根幹にあります。

しかし、医薬品ネットワーク事業は、スタートしてから加盟店が1000件に達するまでに、13年7カ月を要しています。当時の医薬品業界にまだ「余裕」があったからでしょう。ゆとりのある薬局経営においては、私たちのサービスの需要はそこまで高くなかったともいえます。

転機になったのは、2018年、厚生労働省から医療用医薬品の流通改善に向けて流通関係者が遵守すべきガイドライン（以下、流通改善ガイドライン）が出されたことです。

これは、医薬品のサプライチェーンを維持させるために、医薬品業界特有の商慣習を是正するように指摘されたものです。卸売会社が仕入れた価格よりも安く医療用医薬品を販売し、あとで製薬会社から利益補填をしてもらうという取引の形について、「それが正しい医薬品の評価に繋がるのか」と改めて問われたのです。

医薬品は単なるモノではありません。食品や雑貨のように、ひと山いくらといった取引量の大小によって、値段や価値が決まるものでもありません。

医薬品の価値を適正に評価することは、この業界の発展を考えるうえでも重要です。そうでなければ、今後、超高齢社会を迎え、需要が急拡大していく日本の医療を支え続けることはできないでしょう。

流通改善ガイドラインでは、製薬メーカー、薬局・卸売会社間の不適切な価格交渉・非効率な取引関係を是正するよう勧告しています。

薬局側としては、いきなり「流通改善」といわれても、長い間の商慣習を急に変えるのは難しい。煩雑な業務をアウトソーシングできる当社のネットワークは、こうした背景から注目されるようになりました。

4 加盟店とともに地域社会を支える

今後のビジョンとして、私たちは、2026年3月までに加盟店を1万2000件に増やすことを掲げています。これは、全国約6万の薬局の2割を獲得するという目標になります。

ただ、私たちは加盟店を増やすためだけの「営業」はしていません。

毎月100件を超える新規加盟は、加盟店からの紹介、もしくは卸売会社からの紹介が主流で、この数年でその数が大幅に増えつつあります。

当社の医薬品ネットワーク加盟店の70％は、1～5店舗を経営する小規模法人。中には、高齢の薬剤師がお一人で経営されているところもあります。

ネットワーク加盟の条件には、在庫管理システムの導入などもあり、パソコンに明るくない経営者にとっては、負担になることもあります。

きめ細やかに加盟店のフォローをしていくためには、当社の人員を大幅に補強していくことも必要となるでしょう。また、担当者一人あたりのエリアを小さくしていくことも重要です。

医薬品ネットワーク事業はシステム面のサポートが主なサービスですが、私たちらしく、やはり直接店舗へ出向き、顔を合わせて丁寧にフォローしていきたいという想いが強くあります。

私たちが医薬品ネットワーク事業を展開する意義は、こうした中小の調剤薬局への総合的な経営支援にあると考えています。

薬局は全国で約6万店舗。実はコンビニよりも多く存在しています。今後も、大手ドラッグストア、調剤薬局などのナショナルチェーン店が増えていくと見込まれています。個人経営などの小さな薬局はますます生き残りが難しくなっていくでしょう。

一方で、躍進している大手の薬局チェーンやドラッグストアが出店するのは、多くの場合、ある程度の採算性のあるエリアに限られます。そうなると、過疎地、つまり収益性が見込めないエリアには、医療インフラが行き届かない可能性が出てきます。

実は、全国の薬局の約半分は、5店舗以下の法人ともいわれており、先ほどふれたような1店舗のみを運営している薬局も多数存在します。

しかし、そういった薬局こそが、「まちの薬局」としてその地域の多くの人の医療を支えているともいえるでしょう。地方にある歴史ある小さな薬局ほど、何代にもわたって地域の人々の状況や変化をよく把握していることもあるはずです。薬局が地域で生き残ることは、安心して医療を受けられる地域社会をつくることとも繋がっているのです。

コラム　業界全体での効率化に共感 ——加盟店の声

現在、北海道で薬局2店舗を経営しています。もともと医薬品ネットワーク加盟店だったところを買収したのですが、このシステムには大変満足していて加盟店契約を継続しています。

価格面でのメリットはやはり大きいですね。当社の規模だと大手の卸売会社と対等に交渉するのはなかなか難しいですが、ネットワークに加盟すると全て統一価格。交渉などの手間が省けるうえ、価格に左右されることなく、頑張っている卸売会社さんを大事にできるようになりました。

また、デッドストックエクスチェンジも活用しています。仕入れデータをもとに不動品が表示されるシステムになっているので、どれを選べば良いのかわかりやすく発注がしやすい。何千種類の在庫が表示され、そこから探し出す他社のシステムにはない利便性があります。毎年薬価改定が行われるなか、こうしたサービスを契約期間にしばられず利用できる点にも信頼感があります。

薬局を経営するのは中小企業がほとんど。その分、業務に追われ情報に疎くなりがちなので、加盟店同士での情報や人の交流が可能になれば、それこそもっと活用していきたいですね。

この業界は、メーカーがあり、卸売会社があり、流通があり、と、薬局だけが儲かることを考えていても成立しません。業界全体で効率化を目指していこうという、理念がそのまま形になったような医薬品ネットワークには、薬局経営者としても非常に共感しています。

（合同会社YAKUDACHI
代表社員　薬剤師　社長　鈴木重正）

5 地域包括ケアシステム構築にも貢献

日本の65歳以上の人口は3500万人を超え、団塊の世代が75歳以上となる2025年以降、国民の医療や介護の需要はさらに増加することが見込まれています。その2025年をめどに、国が推し進めているのが「地域包括ケアシステム」の構築です。

地域包括ケアシステムとは、「地域の実情に応じて高齢者が、可能な限り、住み慣れた地域でその有する能力に応じ自立した生活を営むことができるよう、医療、介護、介護予防、住まい及び自立した日常生活の支援が包括的に確保される体制」のことを指します。

医療のあり方の方針が大きく変わっていくなかで、薬局は「かかりつけ」化が進められ、その役割も大きく変化しようとしています。

2015年には、厚生労働省が発表した「患者のための薬局ビジョン」において、薬剤師の業務を「対物」から「対人」へシフトするという方針が示されました。薬局や薬剤師にはこれまでの「対物業務」より、「対人業務」がより求められていくことになります。

今後、薬剤師の負担も大きくなり、特に小規模の薬局では対応できることに限界が出てくる可能性もあります。この変化にスムーズに対応していくためには、業務効率化が必要不可欠でしょう。医薬品ネットワークは、地域包括ケアシステムの構築にも貢献するものだと私たちは考えています。

事業としての目標は、医薬品ネットワークの趣旨に賛同してくれる仲間を増やすことですが、それは単にシェア拡大によって加盟店数の増加を目指すものではありません。あくまでも、薬局の経営支援、医薬品業界の流通改革を促進して、地域医療を支えていくことが、最終的な目標です。

また、ともに医療を支え合う仲間が増えれば、新しいビジネス展開も見えてきます。医療の供給を担う巨大なネットワークを基盤に、医療や健康にかかわるさまざまなサービスを創出し、提供していく。薬局同士の横の連携やネットワークが深まれば、地域住民のＱＯＬ（Quality of Life）を高め、新しい時代の医療インフラをつくっていくことに、ともに取り組むことができます。

第３章で詳しく述べますが、私たちはこれを「プラットフォームビジネス」と位置づけ、今後の事業領域ととらえています。

寄稿

メディカルシステムネットワークと私

株式会社メディカルシステムネットワーク取締役
一般社団法人医療介護福祉政策研究フォーラム理事長　中村　秀一

田尻さんとの出会い

私は1973年4月に厚生省（当時）に入省し、社会人としての歩みを始めました。最初の配属は老人福祉課でした。1981年から3年間、ストックホルムの日本大使館に出向しました。帰国後、厚生省で課長補佐として1985年と1986年の診療報酬改定を担当しました。それが終わってほっとしていましたら、1987年5月に北海道庁に出向することになりました。

道庁では、横路知事から水産部国際漁業課長の辞令をいただきました。まだソ連がある時代で、日露漁業交渉が行われているころでした。2年目は水産部の筆頭課長である漁政課長を務めました。厚生行政とは全く畑違いの部署で戸惑うことが多かったですが、上司、同僚、部下の皆さんに恵まれ、札幌での生活を満喫しました。

札幌時代は医療や福祉とは無縁の仕事でしたが、秋山愛生館の専務だった秋山孝二さんが「せっかく厚生省から来ているのだから」と言って、早朝勉強会に誘っていただいたり、友人をご紹介していただいたりしました。そのようにして田尻さんとも知り合いになりました。

残念なことに、札幌勤務は2年足らずの短期間で終わり、1989年4月に東京に戻りました。嬉しいことに、田尻さんは上京の折に訪ねてくださり、霞が関周辺の居酒屋で語り合うようになりました。

お会いすると「道庁から社会福祉法人の経営を引き受けるようにいわれている」とか、「経営が傾いた病院の建て直しに取り組んでいる」とか、「北海道バーバリアンズ（地域のスポーツ振興を目的に立ち上げた、ラグビーを中心とした総合型スポーツクラブ）が優勝した」とか、その時々に田尻さんの関心のありかがよくわかりました。しかし、いつでも、そして最も熱弁を振るわれるのが「医薬品の流通改善」

で、時には資料を持参され熱心にご説明いただきました。

ある時、私にとっては突然という感じでしたが、札幌で会社の上場を祝う会があるというご案内をいただき、東京から駆けつけたのがメディカルシステムネットワークとの出会いでありました。

■医療介護福祉政策研究フォーラムのこと

私は2008年に厚生労働省を卒業し、社会保険診療報酬支払基金の理事長に就任しました。2009年に政権交代があり、当時の民主党の厚生労働大臣が、理事会が認める私の再任を認可しないという事態となり、私は理事長を退任することとなりました。その際、田尻さんが心配され「中村さん、シンクタンクをつくりませんか」というお声をかけていただきました。札幌の皆さんのご親切が身に沁みました。

ちょうどその時に、当時の仙谷由人官房長官から「社会保障改革をするので、内閣に来て手伝うように」というお話があり、内閣官房に新設された社会保障改革担当室長に就任しました。このようなことで、田尻さんからのお話はすぐには実現しませんでした。

内閣官房で「社会保障と税の一体改革」に取り組んでいるうちに、社会保障について広く学ぶことができる「場づくり」が必要ではないかと考えるようになり、田尻さんにご相談したところ、快諾いただきました。お陰様で2012年4月に医療介護福祉政策研究フォーラムを立ち上げ、主催した「月例社会保障研究会」は90回に達するなど、順調に活動しています。また、2010年から始まった札幌社会福祉フォーラムの企画のお手伝いもしております。

■メディカルシステムネットワークへの期待

2014年に内閣官房社会保障改革担当室長を退任するまで、40年以上公務に携わってきましたが、そのなかでも医療保険（課長補佐、課長、審議官）と高齢者介護（係員、課長、局長）を繰り返し担当しました。

私が課長補佐で診療報酬改定を担当していた1985年の日本の医療費は16兆円

であり、そのうち調剤報酬は３２００億円で、医療費全体のわずか2％に過ぎませんでした。その後、医薬分業が急速に進み、２０１９年の医療費は43・６兆円（１９８５年の２・7倍）となっていますが、調剤医療費は7・7兆円と24倍となり、医療費全体の17・８％を占めるまでになりました。平成は、調剤医療費激増の時代であり、今日、診療報酬改定のたびに調剤報酬の見直しが行われる背景がここにあります。「医薬品の流通改善」が従来にもまして重要となるわけです。

超高齢社会である日本では、医療費の60％は65歳以上の者の医療費となっています。介護保険は約10兆円ですが、ほぼ全額が65歳以上の者の介護費用です。医療費と介護費の合計は約53兆円（２０１８年）ですが、このうち65歳以上の者の費用が36兆円で、全体の３分の2を占めています。２０４２年まで65歳以上の人口は増え続けますし、一方、若年人口は急減しますので、医療・介護費用における高齢者分のシェアは一層高くなると見込まれます。

このようななかで、医療や介護が必要な状態となっても住み慣れた地域で暮らし続けられるようにしていくこと＝「地域包括ケアシステム」の構築が求められています。

メディカルシステムネットワークが目指す「まちのあかり」を体現する地域薬局が、地域に貢献していくことを大いに期待したいと思います。私も皆さんとともに頑張ります。

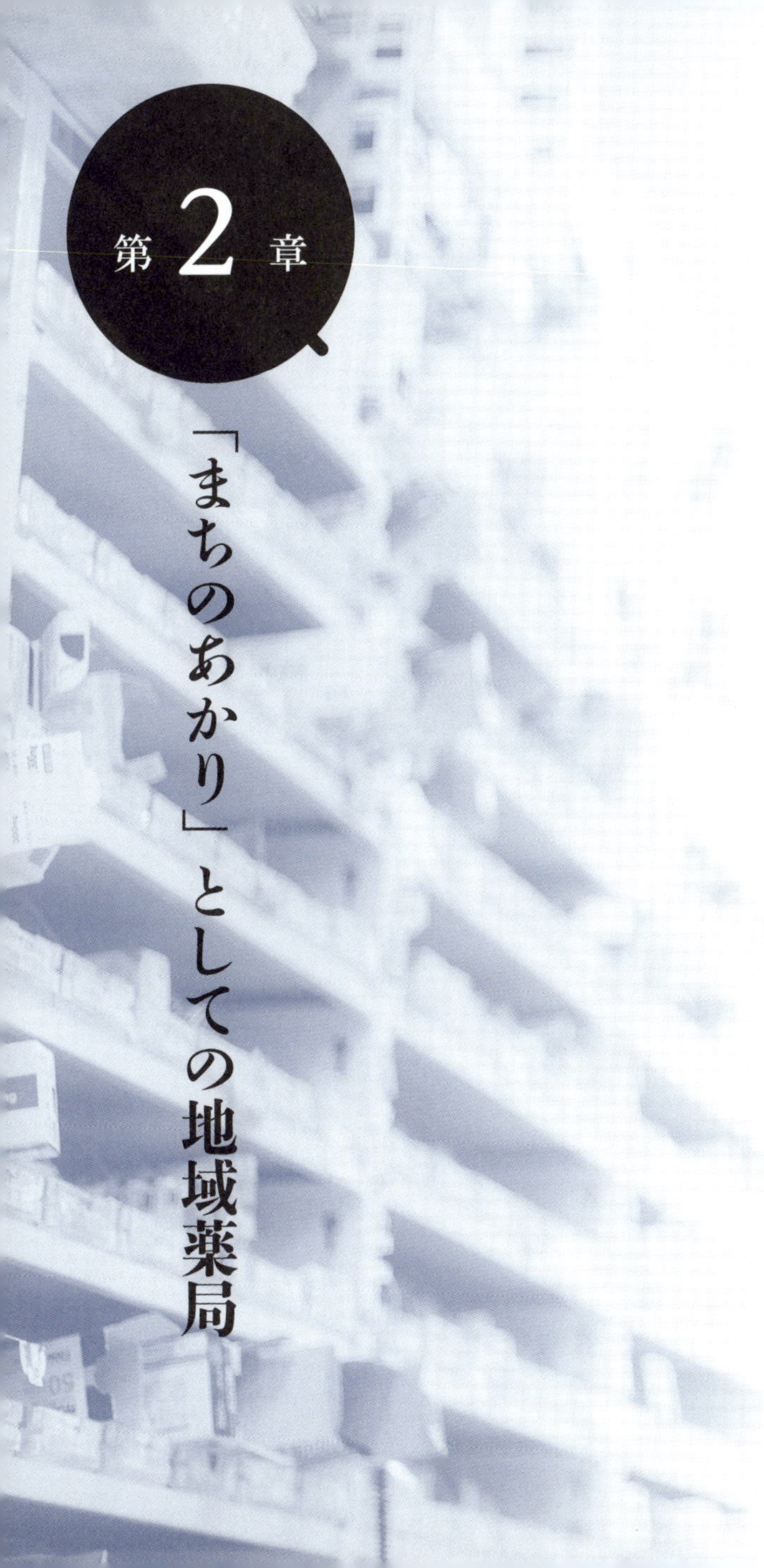

第2章

「まちのあかり」としての地域薬局

ヒューマンネットワークで「まちのあかり」を

株式会社メディカルシステムネットワーク　代表取締役副社長
秋野治郎

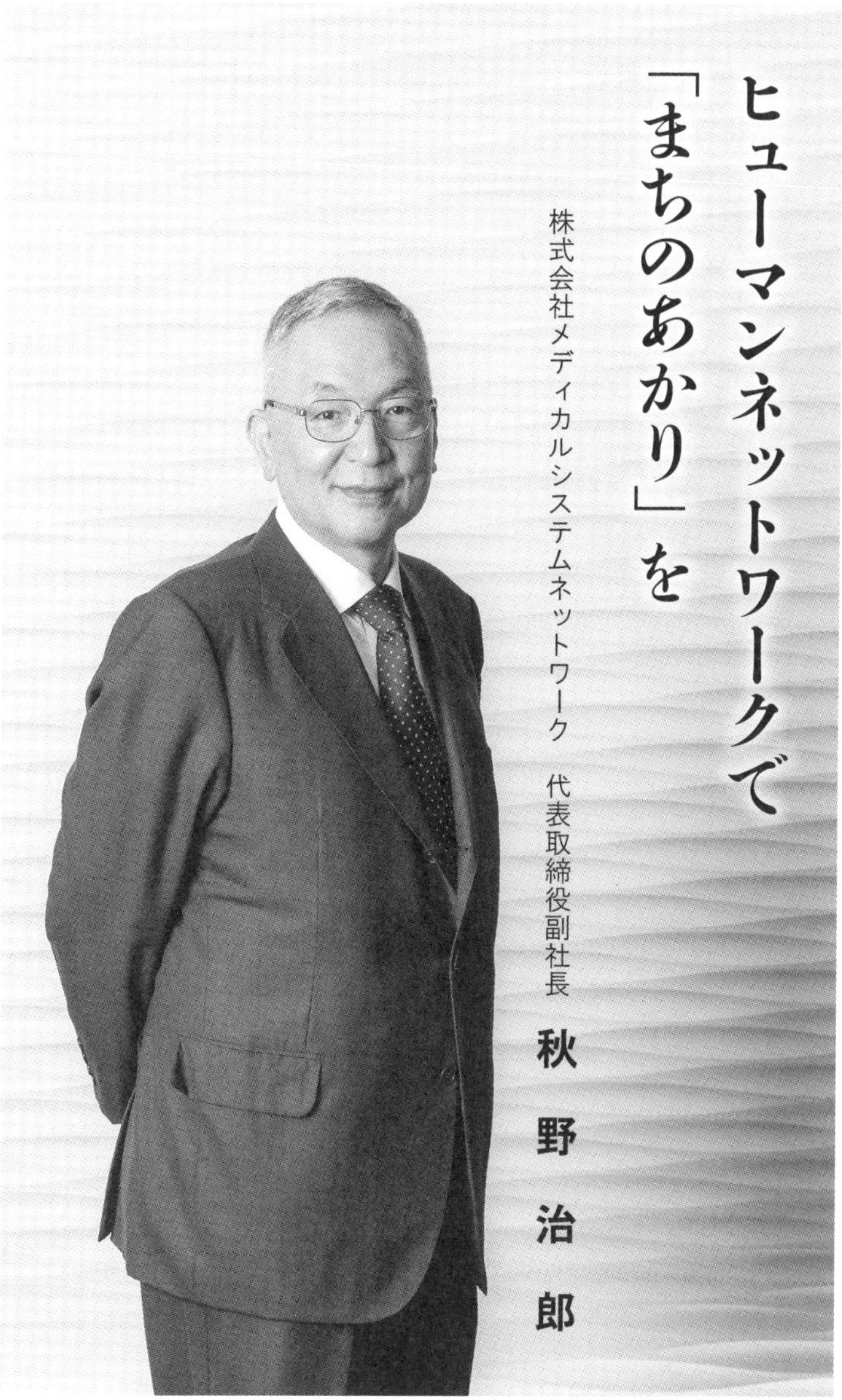

「まちのあかり」になりたい

メディカルシステムネットワークが経営する「なの花薬局」は、「まちのあかり」という理念を掲げています。これは、私の子どものころの体験に基づいて生まれたものです。

1954年9月、1000人以上の死者を出すほどの大規模な台風「洞爺丸《とうやまる》台風」が発生しました。私の記憶では、それまで北海道に大きな台風が上陸したことはありませんでした。それが、無防備な街を直撃したわけです。建物は吹っ飛び、街のライフラインが全部止まりました。本当に、真っ暗な世界でした。

薬局を営んでいた実家は、その翌日から営業ができなくなりました。その時父が、小樽にいた進駐軍が残していった装備品の中から、灯油でつけるランタンを調達してきたのです。そして、それを店頭で灯しました。

温かい光が200~300メートル離れたところにも届き、本当にホッとしたことを覚えています。加圧式ガソリンランタンの光が「まちのあかり」になったようで、街も人の心も明るくなった。私が6歳の時の経験です。

この時私は、薬局は薬を売るだけではなく、薬局が開いている、つまりあかりを灯していることが大事なんだと学びました。災害があった時に一番困るのは寒さです。あかりと暖かさを届けられなければ、たとえ命を助けられても、救うことはできません。

地域にこの薬局があってよかった、そう思ってもらえる安心を提供する。それが、今日の私たちが目指す「まちのあかり」としての薬局の役割だと思っています。

人の役に立つ喜び

小樽で医薬品卸売業をしていた実家は、明治時代には薬を製造販売していた経緯もあり、私は代々薬業に携わる親の後ろ姿を見て育ちました。大学で薬学を学び、卒業後は、薬剤師として医薬品卸売会社に勤務しはじめます。

キャリアのスタートとして最初に担当したのが、血液輸送の仕事です。血液センター（日本赤十字社の血液施設）から委託を受けて、医薬品の卸売会社が医療の現場に血液を届ける仕事を担当することになりました。お産や交通事故などの緊急時に、血液を運ぶ。会社にとっては、いかに安く早く血液を安全に届けられるか、そのシステムを確立させるための1年でした。

血液の取り扱いは、油断ができません。温度管理を徹底し振動を防ぐなど、非常に慎重に取り扱う必要があります。交通事故などが起こると、一晩に400キロメートル走ることもある大変な仕事ではありましたが、自分が運んだ血液で人が助かる、それは非常に大きな喜びでした。地域も、私たちの車を最短ルートで通れるよう交通整理してくれたり、町民の方が拍手で出迎えてくれたり、人の役に立てる喜びをあの時ほど味わったことはありません。

しばらくして後任を探すことになり、そこに応募してくれたのが田尻でした。田尻とは、生まれた場所も300メートルしか離れていない、同じ地域で育ちました。小中高と同じ学校で過ごし、この仕事で再会をします。

彼は薬剤師ではありませんが、それまでさまざまな会社で経験を積み、経営というものを学んできたのだと思います。「治郎、俺にもできるか?」「お前なら最高だ」というわけで、血液輸送の仕事を一緒に担当することになりました。

思い起こしてみても、医療インフラの業務に携わるものとして、当時のような経験をすることは、今はもうできません。医薬品にかかわる今の仕事の原点を、あの当時、田尻とともに同じ地域で対応できたことは、本当に良かったと思っています。

薬剤師としての責任

私が薬剤師となったその当時、1974年というのは、まさに医薬分業元年ともいわれる年です。処方箋が出はじめ、診断に基づいて、患者さんにとって本当にその薬が安全かどうか、また、重複や相互作用をチェックするという、薬剤師の役割が生まれました。

いわゆる普通の売薬を中心とした薬局と差別化を図るために、薬局は、「私たちは薬局ではなく、調剤薬局です」と言うようになりました。しかし、その生き方、働き方を考えた時、調剤が意味するのは社会的役割のほんの一部です。病院の中でやっていた仕事を、病院から1メートル離れた薬局が担うことにどんな意味があるのかと我が身を振り返りました。

また、日本の医薬品業界においては、薬価差は医師に付随しているものでした。長く続いてきた慣例のなかで、医師の意向をくみながら薬を売ることが、利益に直結したのです。一方で、70年代は薬害が大きな社会問題にもなっていた時代。薬剤師としての責任が、そこに無関係であるはずがありません。

私は、血液輸送という恵まれた仕事でキャリアをスタートさせ、その後10年は医薬品の卸売会社の営業を経験しました。一営業マンとしては、薬をたくさん売り、会社には褒められたけれど、患者さんは大変なのではないかと、夜、寝る時によく思い返したのです。

日本の医療レベルは確かに優れています。けれど、弱者の生活は十分には顧みられていない。制度としての欠陥があり、そこに改善の余地はまだまだあるのだと思います。

できることなら、24時間365日、薬を受け渡すだけではない薬局の役割を考えたい。その時必要とされるもの、暮らしに欠かせないもの、薬だけではないものを考え続けたいのです。

■まちづくりに貢献する地域薬局として

では、「まちのあかり」としての薬局を、どう形にしていくのか。

まずは、昨今の環境問題や暮らし、あらゆる環境の変化をいち早くつかんで、正しく対処する社会的機能を担う必要があるでしょう。そしてもう一つは、災害時に必要とされるあかりと暖かさを供給できる薬局になるということです。

例えば、なの花薬局では、緊急避妊薬を全店に置いています。また、一部の店舗では、万が一の災害に備えて、非常食や暖房器具といったものも備えつけておくようにしています。

これは、従業員のことを考えてのこともありますが、同時に、地域の人たち、お世話になっている人たちの生活を支える役割が果たせるようになりたいということでもあります。いざという時、この薬局にはそれがあると、地域の人たちに認知してもらう努力も大切になってくるでしょう。

「まちのあかり」という理念は、ただ「備えよう」ではありません。「使われなければ損失になる」という次元の話でもないのです。

私たちが、本当にそのような存在になるためには、もっともっと、地域から学ぶ必要があるでしょう。

その地域の独特な文化、地域の特性。身近なことからでも学ぶことはたくさんあります。例えば冬はワイパーが凍ってしまう地域なのか、夏はクーラーを使うのか使わないのか。その地域の旬の食べ物、お祭りや喜びごと、歴史から学ぶことも膨大です。地域に通じた知識を持つこと、それができて初めて、薬局の存在意義が生まれる。

私は、薬剤師とは、その地域の環境に対する責任を持っていると思っています。

例えば、店先の玄関に花が飾られているのを見れば、患者さんが「あら、いいわね」と思う。その一輪の花の生命力によって、人の免疫力は上がる。薬に頼らなくても、病気と闘う力が養われていくのです。

薬剤師とは、ただ薬を受け渡すだけではない、安心して暮らせる地域づくりにも貢献する存在。私たちは自分たちのことを「地域薬局」と称してきましたが、そこで働く薬剤師は調剤薬剤師ではなく、「地域薬剤師」なのです。

地域に何かを期待するのではなく、私たちが主体となって、地域に何ができるかを考える。それが、地域生活を支える、医療インフラとしての地域薬局のあり方です。

ヒューマンネットワークで「まちのあかり」を

2022年度の診療報酬改定によって、「リフィル処方箋」の仕組みが取り入れられました。症状が安定している患者さんや同じ慢性疾患を持つ患者さんの場合、医療機関との連携のもと、一定期間内に処方箋を反復利用できるようになります。

患者さんはわざわざ遠くの大きな病院にまで行かなくてすみますから、場所や利便性、繋がりのなかで、自分にとってより良い薬局を選択していくようになるでしょう。

薬局と地域がどれだけ密着できているか。それが、今後ますます重要になってくることは、いうまでもありません。

地震が起きた時には、地域の人へ安否確認ができる。親族と離れて暮らす高齢者世帯などに対して、薬局が間に入ってサポートできることもある。緊急の時にシステムが動かなくても、私たちが培ってきた人間関係、つまりヒューマンネットワークで補えることはたくさんあるはずです。

今後も、人口減少、少子高齢化、限界集落などパラダイムシフトによる医療サービスの減少は加速していくでしょう。その時代にあって、なぜ、なの花薬局の活動の場を大きくするのかを考え続けなくてはいけない。

メディカルシステムネットワークという会社名が持つ、「ネットワーク」の意味はまさにそれを実現させるためのものです。私たちは、単なるシステムに収まるものではない、と誇りに思ってほしい。

人口が少ない場所でも、採算が取れない薬局でも、私たちのネットワークを駆使し、都市部で人を採用し、資金を循環すれば、薬局を増やしていくことができます。それが唯一、組織を大きくし、仲間を求める意味ではないかと私は思います。

社内でも、薬局と他の部門に分かれて事業を遂行していますが、目指すべきは、それぞれのセクションが個々に発展することではありません。セクションごとに構築したネットワークを連携させ、他にはないサービスを展開していくこと。それによって、薬局だけではなく、メディカルシステムネットワークの全組織が、地域で光り輝くような存在でありたい。

地域からメディカルシステムネットワークがあって良かった、繋がっていて良かったな、と思ってもらえるように、私たちは組織を挙げて支援する。その想いを実現させることが、私たちの存在意義だと思っています。

1 なの花薬局の理念「まちのあかり」

メディカルシステムネットワークには、自社で展開する直営薬局「なの花薬局」があります。

「なの花の鮮やかな色は、人々に元気を与えてくれる」
「大地に広がる、なの花畑は人々の心のよりどころとなる」

当社の薬局もそういう存在でありたいという想いを込めて命名しました。

なの花薬局グループ（さくら薬局／山口・福岡・佐賀・長崎、永冨調剤薬局／大分）は、２０２２年9月時点で、全国に４２７店舗。北は北海道から、南は九州まで広がっています。

私たちが大切にしているのは、多くの店舗がありながらも「地域密着」の姿勢を貫くことです。医薬品を供給するだけでなく「医療」を軸に、その地域の歴史や特性も理解したうえで、地域の人に必要とされる存在になりたい。なの花薬局が目指しているのは「地域薬局」、つまり地域に根ざして医療サービスを提供する薬局です。

なの花薬局

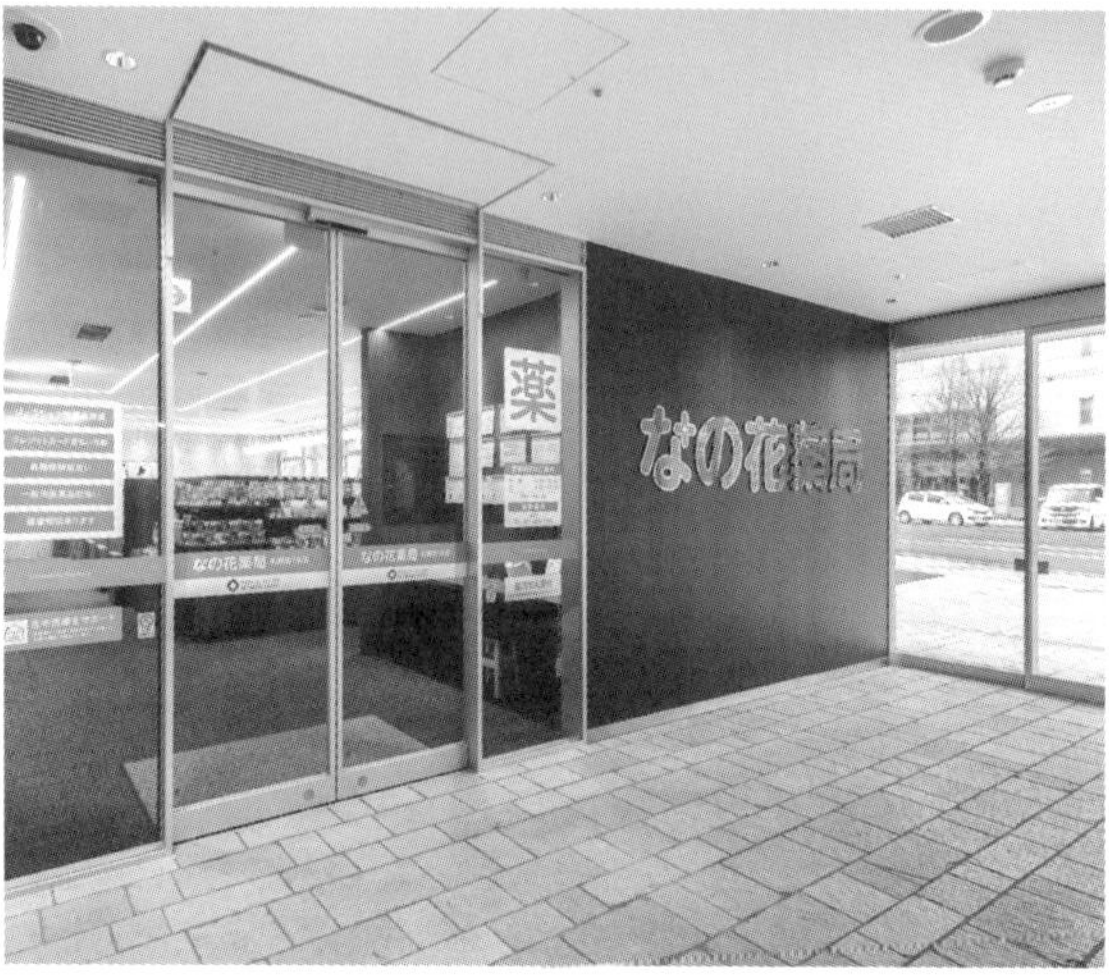

右上／オレンジを基調とした、なの花薬局のロゴ　右／利便性の高い立地も特徴の店舗外観　下／落ち着いた色彩の広々とした待合スペース（札幌南1条店）

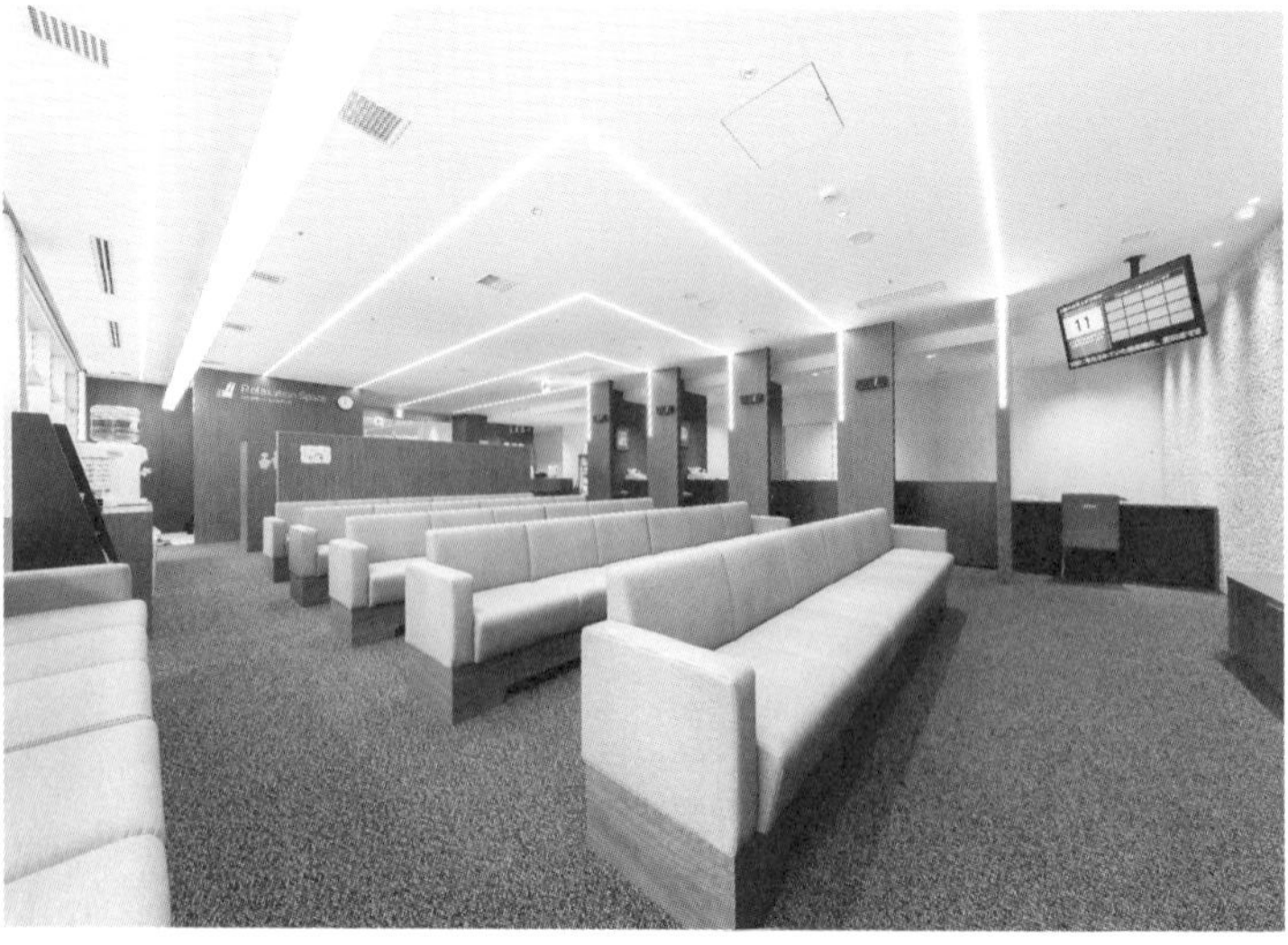

2 人口1000人の村もカバーする薬局

私たちは、薬局を通して、その地域で必要とされていることを地道に形にしてきました。

それをよく体現している事例をいくつか紹介しましょう。

まず、これは創業者である秋野自身が実践したことでもありますが、小樽の冬は雪が積もり、杖をついて歩いている人が転倒してしまうことが多くありました。怪我をする人が続出するなか、なの花薬局としてできることは何かと考え、スキーのストック先端にヒントを得て、杖の先端に滑り止めの機能を持たせたオリジナルの杖をつくり、販売したのです。これは、薬局の取り組みとしては珍しく、メディアに取り上げられたことで全国からの注文が相次ぎました。

また、耳が聴こえにくい方のご要望にお応えした補聴器センターの新設や、女性の心と体を守るため全店で緊急避妊薬を取り扱うなど、患者さんや地域に寄り添った取り組みは今も続けています。

なかでも、興部町《おこっぺ》への出店は、私たちの理念である「まちのあかり」を最もよく体現しているものだと思います。

興部町は、オホーツク総合振興局管内の北部に位置する過疎の町です。人口は約3600人。オホーツク海からの恵みによる漁業、また、1万頭を超える牛による酪農といった、一次産業が基盤の町です。

2015年4月、その地域の人たちや地元の医療機関から要請を受け、私たちは「なの花薬局興部店」を出店しました。現実的に考えれば、過疎が進み、薬局経営を維持することが難しいエリアです。にもかかわらず出店を決めたのは、秋野が伝え続けている「まちのあかり」という理念があったからです。

さらに、この興部町から24キロメートル離れた場所に西興部《にしおこっぺ》という村があります。この村の人口は約1000人。薬局はなく、唯一の医療拠点である西興部厚生診療所が、日々、深夜まで調剤作業に追われていました。

この状況に危機感を覚えた村の人たちから、私たちに出店の相談がありました。しかし、出店となると経営的には難しいと判断せざるを得ない。

それでも、私たちにできることを考えた結果、薬局を出店するのではなく、近隣にあるなの花薬局の薬剤師を派遣して、薬局サービスを提供することにしました。

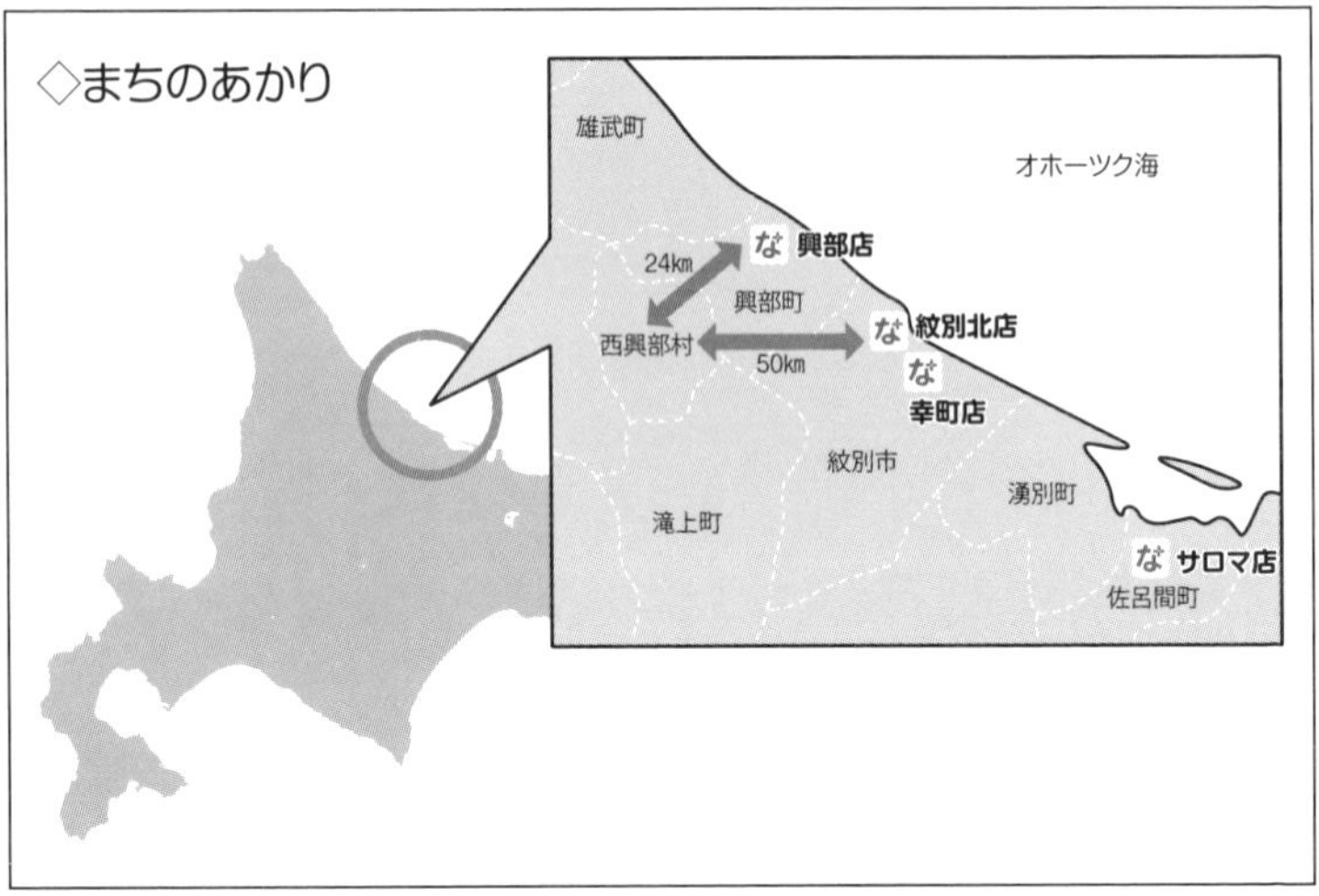

オホーツク海に面した興部町の人口は4000人足らず。西興部村からは24キロメートルの距離がある

現在は、薬局として薬を届けるだけでなく、月に1回、村の診療所にお邪魔して、健康相談会を開催しています。薬剤師と栄養士が1日滞在し、服薬指導や服薬後の体調管理、健康食品やサプリの飲み合わせなどの相談に応じます。

村の人たちは、薬剤師や栄養士が来るのを楽しみにしてくれるようになりました。また、担当している薬剤師は100キロメートルほど離れた薬局から通っていますが、「この相談会の仕事が好きです。こういうことに取り組む、なの花薬局を誇りに思います」と言ってくれています。

興部町の事例は私たちの理念を形にするものですが、もちろん、理想を追いかけるだけでは「まちのあかり」は現実のものにはなりません。会社として、経営面での工夫や努力は不可欠です。

なの花薬局は、全国画一的な取り組みを実施するのではなく、エリアごとに経営を分けています。また、一つの運営会社の中には、薬局を5~10店舗ごとに束ねたブロックを置いています。小さな単位で店舗管理することで、現場の声が経営陣に届きやすくなるような仕組みづくりを徹底しています。

組織を小さくして地域密着に取り組む一方で、会社の規模が大きいからこそできることがあります。興部町の例のように、過疎地などの無薬局エリアと呼ばれる地域への医療提供や、在宅医療への積極的な投資などです。

「まちのあかり」を実現していくためには、その地域で本当に必要なことを見極め、「薬局」という枠にとらわれないチャレンジをしていくことが必要です。その姿勢は、少子高齢化が加速するにつれ、今後ますます求められていくものだと思っています。

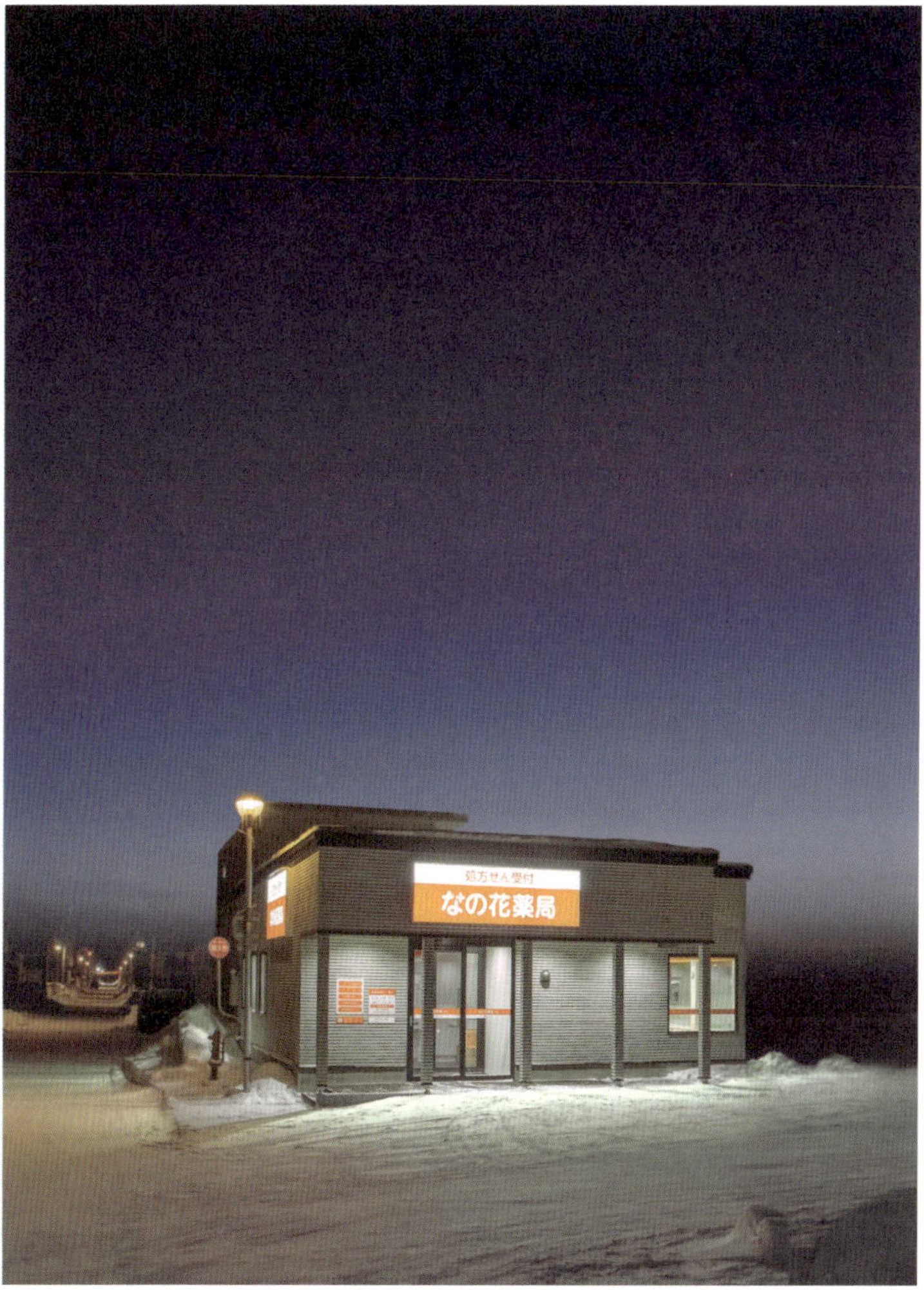

寒冷地でオレンジ色が人の心を温かくする
なの花薬局興部店　店舗外観

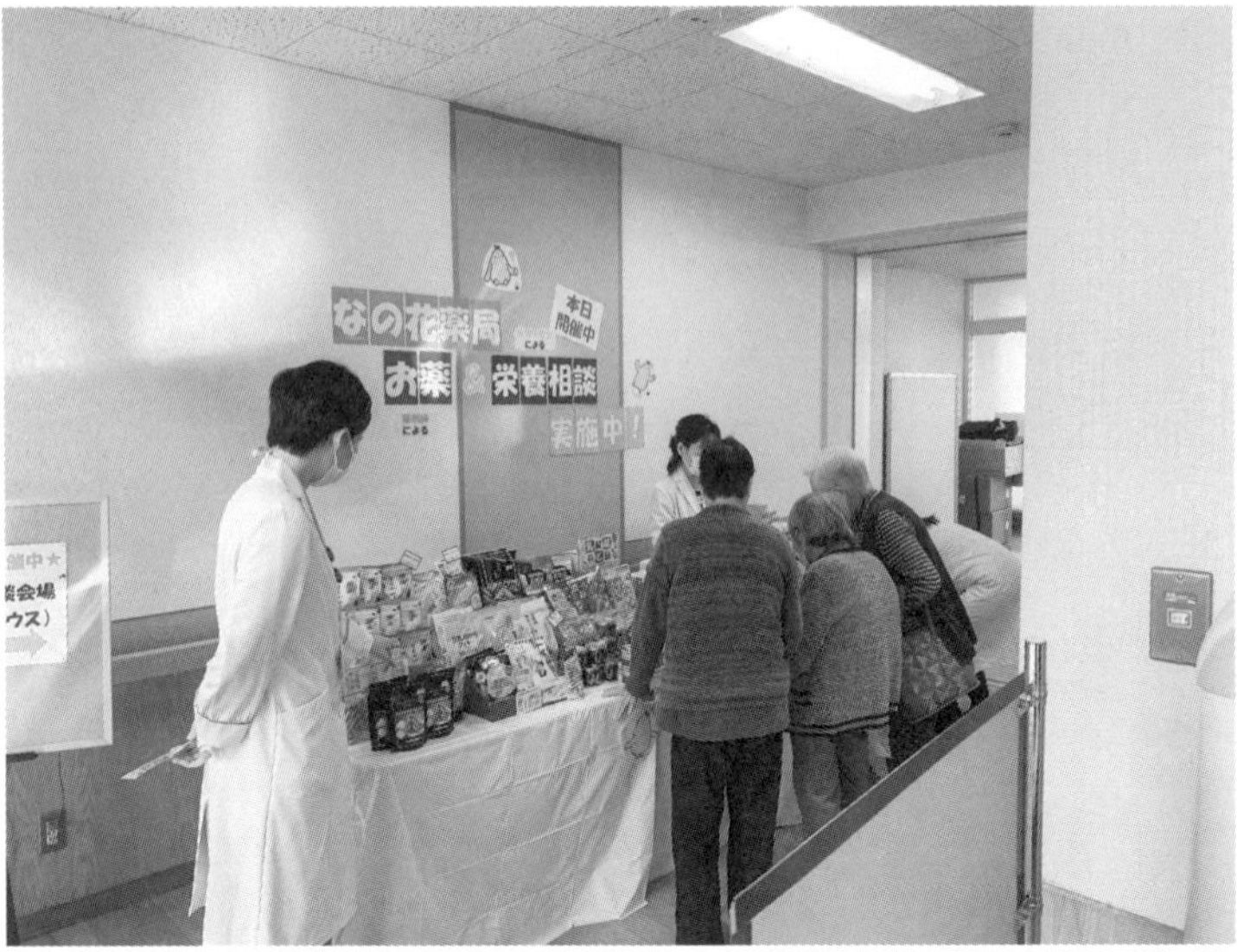

西興部村で定期的に行われている健康相談会

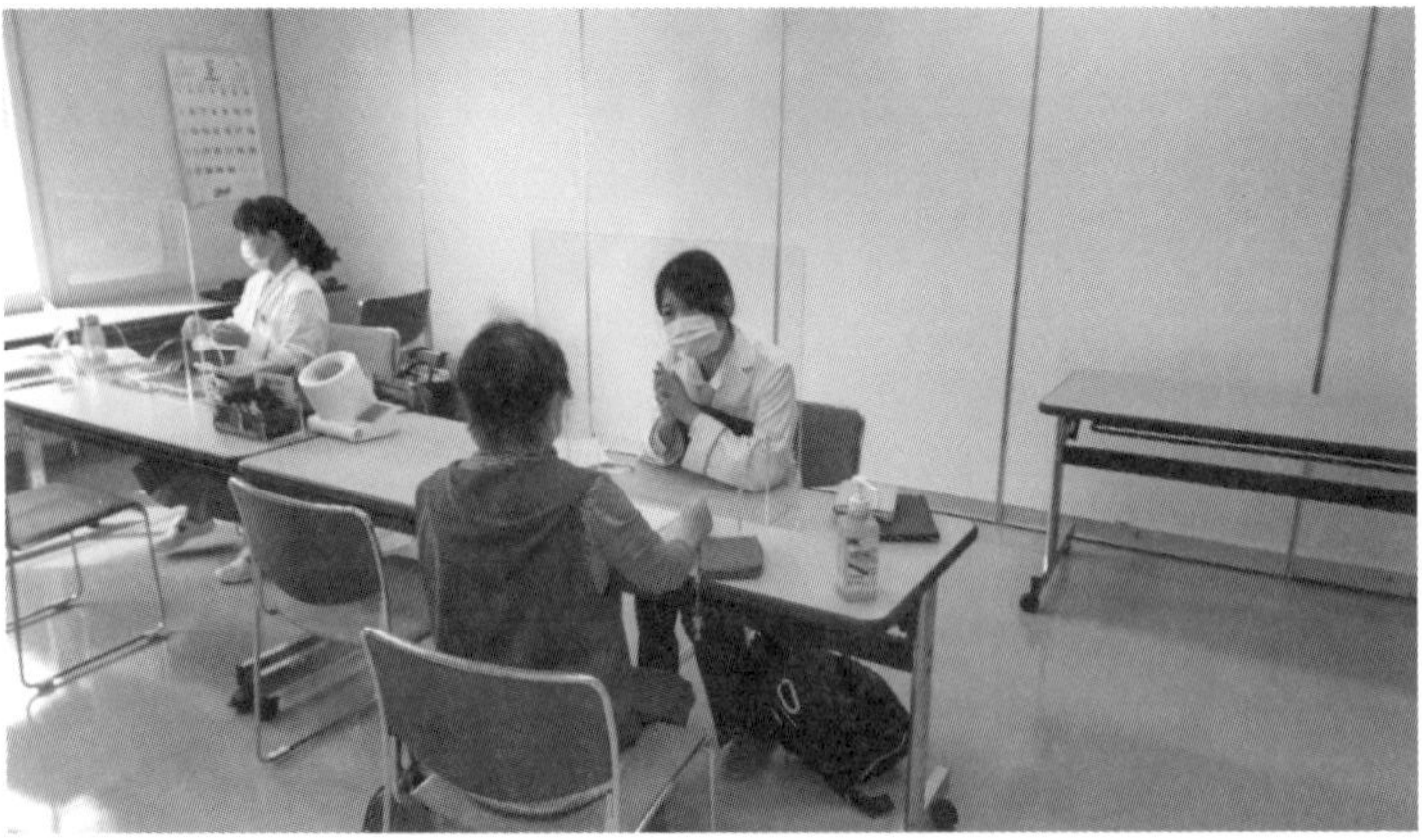

管理栄養士による栄養相談も実施

3 地域密着の医療モール型店舗

私たちは、全国427店舗のなの花薬局（直営店）を経営していますが、そのうち2割は「医療モール型」と呼ばれる店舗です。

医療モールとは、診療科違いの複数の医療機関が集まって運営する形態のこと。そこに、なの花薬局が出店することで医療との連携をとっています。

地域の方々にとっては、内科や小児科、眼科などのクリニックが1カ所に集う複合施設は利便性が高い。地域密着で医療を提供することができます。

そのため、新規出店の際は、立地条件も含めて、どのエリアに何科の医療機関が不足しているのかなどを調査します。そのうえで、開業を希望する医師に相談し、事業計画を立てて地域にとって必要な医療機関を誘致する後押しをしています。

また、開業を希望する医師に、ノウハウ提供を含めたサポートができることも、私たちの強みです。事業計画だけでなく、時には人材採用や告知に関してのご相談に応じることもあります。

クリニックと薬局は、地域という観点から見れば共同体です。近くに薬局を出店するだけではなく、クリニックの経営も安定させることにより、その地域に必要な科目を維持することが最大の目的です。

地域医療においては、医院の世代交代の流れもあります。また、大病院近くの門前薬局のあり方は、今後大きく見直されていくでしょう。そのなかで、地域密着で医療を提供できる医療モール型は、病院や薬局のかかりつけ化を促進していく一つの形態だと考えます。


また、今後は、自宅で療養したいという国民のニーズの変化などを背景に、在宅医療の需要が増していきます。

私たち薬剤師も、店舗だけではなく、患者さんがお住まいの環境にうかがい、その生活の背景を把握したうえで、サポートを進める技術と能力が必要になってきます。看護や介護などのサービスとも連携を取りながら、地域包括ケアシステムの一員として、その役割や機能を追求していかなくてはなりません。

しかし、店舗運営もしながら、積極的に在宅ケアを実現するには、業務を効率的に進めるための仕組みづくりも必須です。そして、これは「利益」を重視していては、進まない問題でもあります。

会社としての方針、ルールづくり、そこに取り組む社員の医療マインドの醸成、組織としての連携、これらを総合的に検討したうえで、スピーディーに運用していくことが求められています。

4 サ高住とも連携した「まちづくり」

当社が運営するサービス付き高齢者向け住宅（サ高住）「ウィステリアシリーズ」も、そうした在宅ケアに取り組むための事業の一つです。

サ高住とは、一人暮らしや高齢者世帯が、自宅と変わりない自由度を持ちながら、見守りや相談支援などのサービスなどが受けられる賃貸住宅です。高齢者施設とは異なり、自由度の高い暮らしができることから、都市部での需要が高まっています。

2007年、札幌市中央区にウィステリアN17を開業してから、これまでに札幌、小樽、大阪に全5カ所開設しました。いずれも、介護事業所または医療モール、薬局が一体となった複合施設です。

2018年に新たにオープンしたのは、札幌市中央区のウィステリア南1条です。市内でも医療の中核を担うエリアに立地し、近くには札幌医科大学、目の前に市電の停留所があり、アクセスも良く生活には不便のない環境にあります。

館内には、小児科や内科、眼科などが入る医療モールに、なの花薬局が併設。居住エリアには、生活スタイルに合わせた日当たりの良い部屋、おいしい食事を提供する食堂、入居者さんのニーズに応じて介護を受けられるスペースもあります。また、保育所やコンサートホール、コンビニやバーもあり、入居される方のみならず、地域の医療従事者や職員にとっても利便性の高い施設になっています。

すでに多くの事業者がサ高住に乗り出し乱立気味ですが、私たちが他と違うのは、徹底してサービスの質にこだわっていることです。ウィステリア南1条も、入居率は7割を超えており、順調に認知度を上げていています。

医療モールと薬局、さらにはサ高住と組み合わせることで、医療・介護・薬局の連携を図り、地域密着で医療を提供する。私たちが担っているのは、地域医療を基盤にしたまちづくりなのです。

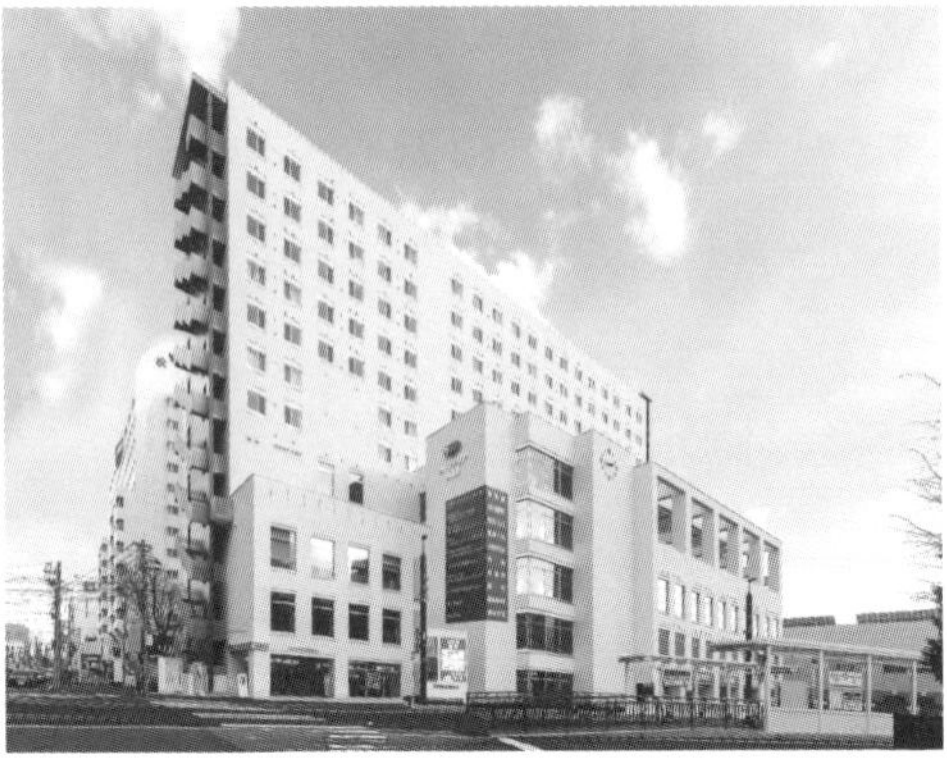

札幌の都心に位置するウィステリア南1条

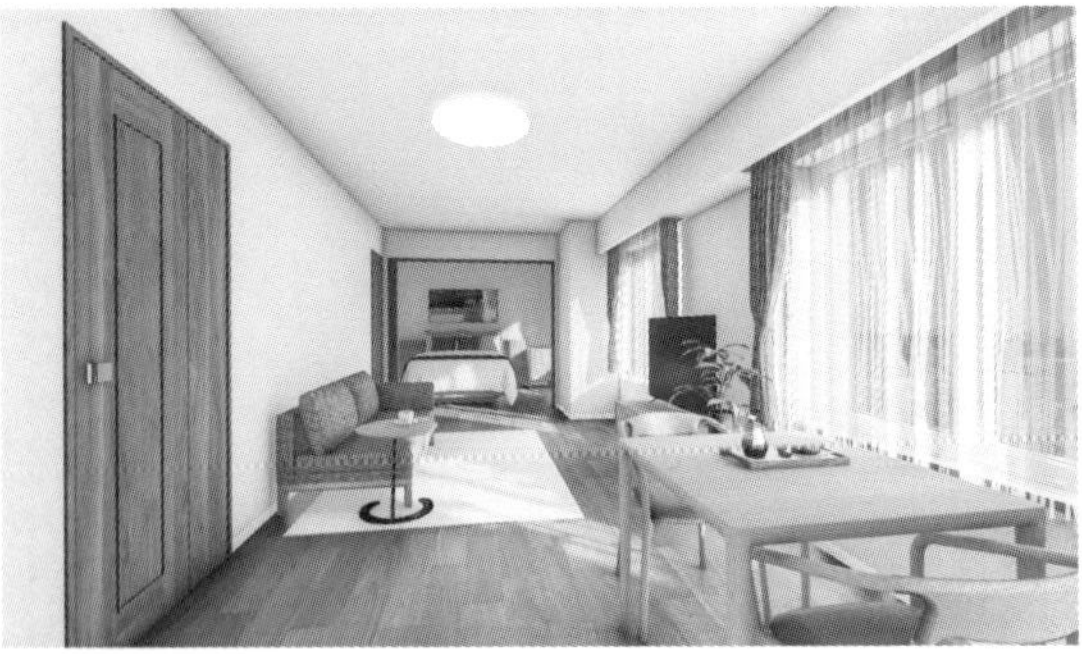

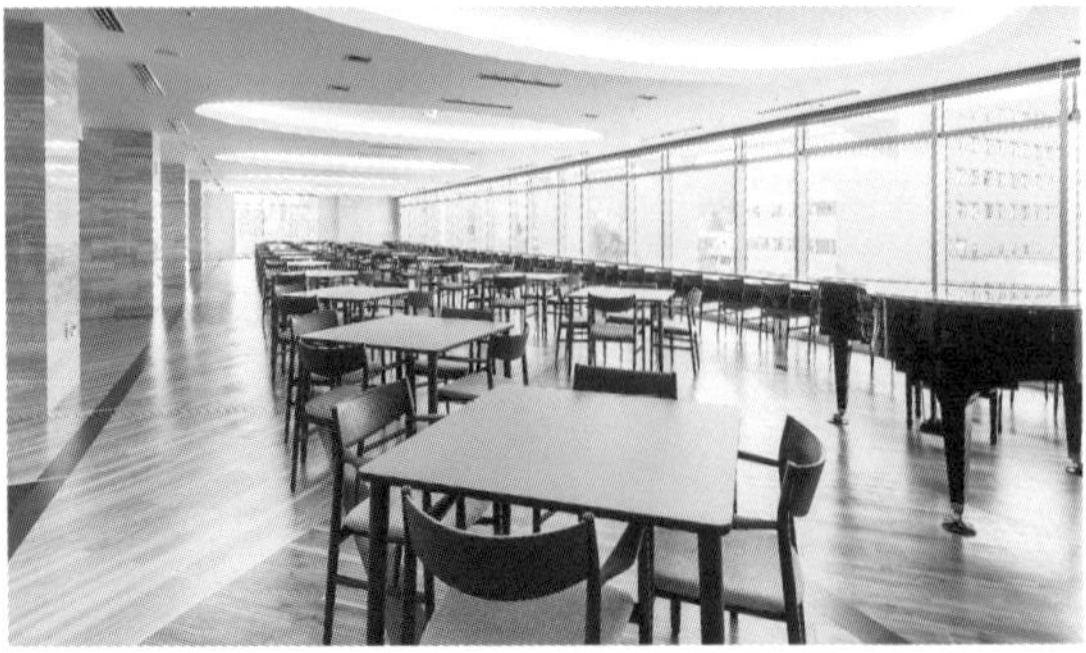

デザイン性に優れ、木のぬくもりを感じる居室と、ガラス張りで開放感のあるレストラン

5 薬局・薬剤師のかかりつけ化

２０１６年４月、厚生労働省は、国民に「かかりつけ薬剤師・薬局」を持つよう呼びかけました。

地域住民にとって、それぞれの服薬状況を把握し、的確にアドバイスできる薬局・薬剤師を持つことは、安心な暮らしの基盤にもなります。

特に高齢者は、複数の科で多くの種類の薬を処方されることもあり、これらを一元管理し、飲み合わせの確認や副作用の防止などに力を発揮することができる薬局や薬剤師が、今後ますます求められていきます。

ただ、そのためには、患者さんの意識もあわせて変えていく必要があると思っています。

これまで、薬剤師の業務は「対物」で、処方箋通りに薬を調剤しお渡しする存在でした。そのため、「薬局」「薬剤師」に対して、スピーディーに薬を出すことが価値だと思われている方も少なくありません。医師から聞かれたことを薬剤師から再び確認されて不快になってしまう方もいれば、薬局で時間を取られることに不満を感じる方もいらっしゃるでしょう。

しかし本来、薬剤師が患者さんとコミュニケーションを取ることは、非常に意味のある行為です。

医療用、一般用に限らず薬は飲み間違いをしてしまうと、命にかかわるリスクがあります。また、飲みにくい薬をどうやって飲むか、ということを一緒に考えるのも薬剤師の仕事です。

患者さんのために、私たちに何ができるのか。それをもっと考え、当社だけではなく、業界全体で追求していく必要があります。

当社のグループ会社、株式会社ファーマシフトが、ＬＩＮＥ公式アカウントを活用した「つながる薬局」を開発しました。詳しくは第3章で述べますが、薬を処方された患者さんとＬＩＮＥで繋がれるこの仕組みは、薬局のかかりつけ化を後押しするツールになるのではと期待しています。

アカウントの登録者数44万人（２０２２年9月時点）と、開設から2年弱で急激に伸びており、なの花薬局ほぼ全店で導入され、薬を受け取った後のフォローや、処方箋のやり取りなどに積極活用されています。

6 効率化を徹底した薬局経営

コロナ禍では、病医院の受診控えなどにより、薬局経営面でも大きな打撃を受けました。当社でも2021年度は患者数、処方箋の枚数ともに1割以上、減少しました。

そんななかでも利益を残すことができたのは、業務効率化のための施策を徹底していたことにあったと考えます。

コロナ以前の2018年、業務効率化を目指したプロジェクトチームを立ち上げ、薬局の業務を根本から見直し、これまでどのような作業があり、何に時間をかけていたのかを調査しました。そのうえで、どこにどのような投資をすれば効率的になるか、それがどのような効果を生むかということを分析していったのです。

さらに、薬剤師と医療事務の業務を明確に分けたり、薬歴の入力を効率化するために、薬剤師一人ひとりにｉＰａｄを配布したりと、ハード面、ソフト面双方からの業務効率化に取り組みました。また、煩雑だった卸売会社への発注業務も、在庫管理システムを導入することで、自動発注が可能となりました。

直近では、医療報酬の請求業務や受付などに使用するレセプトシステムも開発しましたが、他にも非効率な部分はまだまだあるように思います。薬剤師が本来の業務に集中し、もっと患者さんに安心を届けられるよう、できるところから改革に取り組んでいます。

7 CP Step制度と薬剤師教育

薬局や薬剤師の役割は今後大きく変わっていきます。これまでは、薬など「モノ」の管理や提供業務が主だったところ、薬を提供した後の患者さんをしっかりとフォローしていく「ヒト」への業務に変わっていきます。

そうしたなかで、人材育成はやはり今後の大きな課題です。当社でも、薬剤師教育への投資を進めていますが、その一つとして、近年、「コミュニティファーマシストステップ制度（CP Step制度）」という独自の教育制度を策定しました。この制度を通じて、薬剤師としての薬学知識の習得・スキルの向上はもちろん、地域医療にかかわるスペシャリストとして、患者さんへの対応などコミュニケーション能力なども高めていけるのではないかと期待しています。

また、採用活動においては、私たちの経営理念「まちのあかり」をしっかりと伝えるようにしています。背伸びするのではなく、ありのままの当社を感じてもらう。

近年では、「まちのあかり」の理念に共感し、誰かの役に立ちたいというマインドを持った人材が多く入社してくれるようになりました。

私たちが人材育成していくうえで大切にしているのは、社員自身が薬剤師の仕事を通して、どんな人生を送っていきたいのかということです。そのために、今だけでなく将来のビジョンを一緒に描いていけるような取り組みも進めています。

入社間もないころは、思うようにいかないことがほとんどです。そのため、同じ悩みを共有できる仲間とのコミュニケーション機会を定期的に設け、若手社員同士の「横の繋がり」を持つよう促しています。また今後は、他の医療従事者と一緒になって地域医療をどう支えていくのか話し合う場を設けるなど、医療マインドを高めていく機会もつくっていきたいと考えています。

医療業界の変革の流れのなかで、目指す道に迷いが生じることもあるでしょう。だからこそ、会社としての方針を示し、最終的に「薬剤師が辞めない組織づくり」を実現したいと思います。退職は、本人や会社にとっても辛いことですが、地域の方々にとっても大きな影響があることだからです。

幸いなことに、当社の離職率は業界平均をかなり下回っています。社員が幸せに、長く働き続けられる環境づくりは、業界のこれからにとっても考えていかなくてはならない課題です。

8 グループ企業との連携

２０１９年、なの花薬局グループ企業として、新たに永富調剤薬局が加わりました。

１９８２年に大分県で創業した同調剤薬局は、現在22店舗を展開。年間48万枚以上の処方箋を取り扱う県内売り上げトップを誇る企業です。後継者となる息子さんもおられ、順調そのものであった調剤薬局が、なぜ当社に加わることになったのか。

永富社長はその理由について、「今後、社会保障制度が大きく変化し、業界全体が厳しくなっていくことが見えている。自分で育てた会社を引き継いでもらうのではなく、自分で責任を持ちたいと考えた」と話します。また、相手先を探すなか、当社の企業理念である「まちのあかり」に共感したことも決め手となったそうです。患者さん一人ひとりの暮らしに寄り添う、かかりつけ薬局を目指してきた永富調剤薬局のあり方は、私たちの理念とも通ずるものです。

当社にとって、同じ志を持って地域医療に貢献できるパートナーを得られたことは、非常に意義のあることです。同調剤薬局は人材育成にも力を注ぎ、多くのプロフェッショナルが活躍しています。当社に転籍し、薬局教育部長として薬剤師約1400名の人材育成を担当している安江美由紀さんもその一人です（P98コラム参照）。

グループに加わって3年、永冨社長からは、「同じグループ企業の社長やメディカルシステムネットワークの事業部などと、もっとざっくばらんに意見交換したい。横の連携を深めつつ、みんなでいい会社を目指したい」という要望をいただいています。

コミュニケーションの活性化は、グループとしてももっと取り組んでいく必要があります。横の連携を強化し、教育や経営においてもお互いの協力体制を築いていく。そこから地域薬局同士の繋がり（ローカルネットワーク）を構築し、そのエリアの地域住民をどう支えていくのかを一緒に考えていく。情報や人の交流が活発になれば、地域の医療課題へのインパクトも大きく変わっていくはずです。

9 地域薬剤師たちの実践

私たちが目指している「地域薬剤師」とは、ただ薬をお渡しするだけが仕事なのではありません。

日頃から、丁寧に患者さんと会話し、患者さんを知ること。そして、その生活に寄り添い、健康な暮らしをサポートするため、目の前のできることに一生懸命取り組むこと。経営理念である「まちのあかり」をどのように体現するかは、それぞれに委ねられています。

ここで、その想いを実践し、活躍の幅を広げている地域薬剤師たちを紹介しましょう。

在宅医療での薬剤師の必要性を実感

株式会社永冨調剤薬局　ブロック長兼在宅推進部長
在宅療養支援認定薬剤師　**矢吹洸二**さん（薬剤師歴16年）

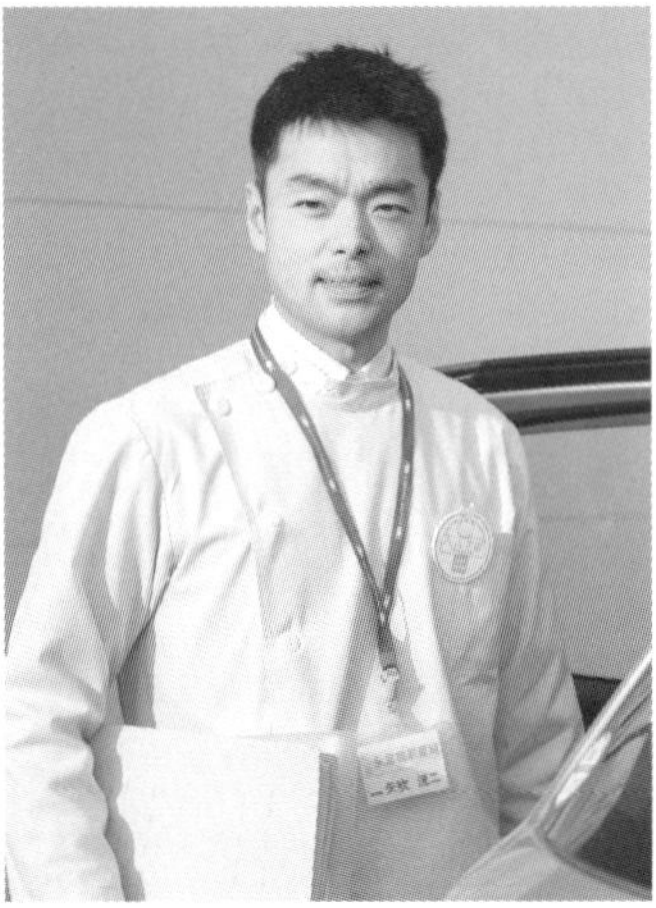

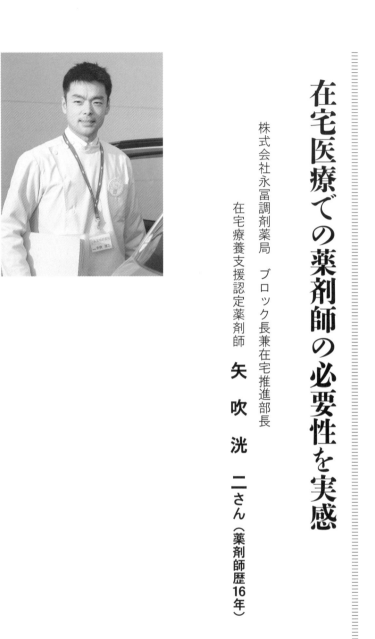

Q 矢吹さんの経歴と、現在の業務内容について教えてください。

私は大学卒業後、関西の病院や薬局で薬剤師をしていました。2013年の結婚を期に大分県に移住し、永富調剤薬局に入社。現在は、ブロック長としての管理業務と、在宅推進部長として在宅担当薬剤師のマネジメントを兼務しています。

Q 薬剤師の在宅業務について、具体的に教えてください。

在宅医療における薬剤師の役割ですが、まず、医師が訪問診療で診察した後、処方箋が薬局に送られてきます。その指示を受け、お薬をご自宅や施設の居室にお持ちします。その時に、お薬をきちんと飲めているのかまで確認し、ご自宅などでの療養生活を続けられるようサポートすることが仕事です。お薬や飲み方の説明をすることはもちろん、「毎日お薬を飲み続けるための工夫」にも、時間をかけています。

例えば、この方は毎朝新聞を読んだ後、絶対にここを通るから、ここにお薬カレンダーをかけておこうとか、食後に飲むのであれば、食卓の横に置いておこうとか。看護師さん、ヘルパーさん、ケアマネさんなど他の医療従事者とも相談しながら、最善の方法を探ります。

Q 在宅業務には、以前からかかわっていたのでしょうか？

在宅業務は大分県に来てから初めてかかわったので、ここ10年ほどです。最初はヘルプ程度だったのですが、看護師さんと「この患者さんは薬が飲めていない」「どう

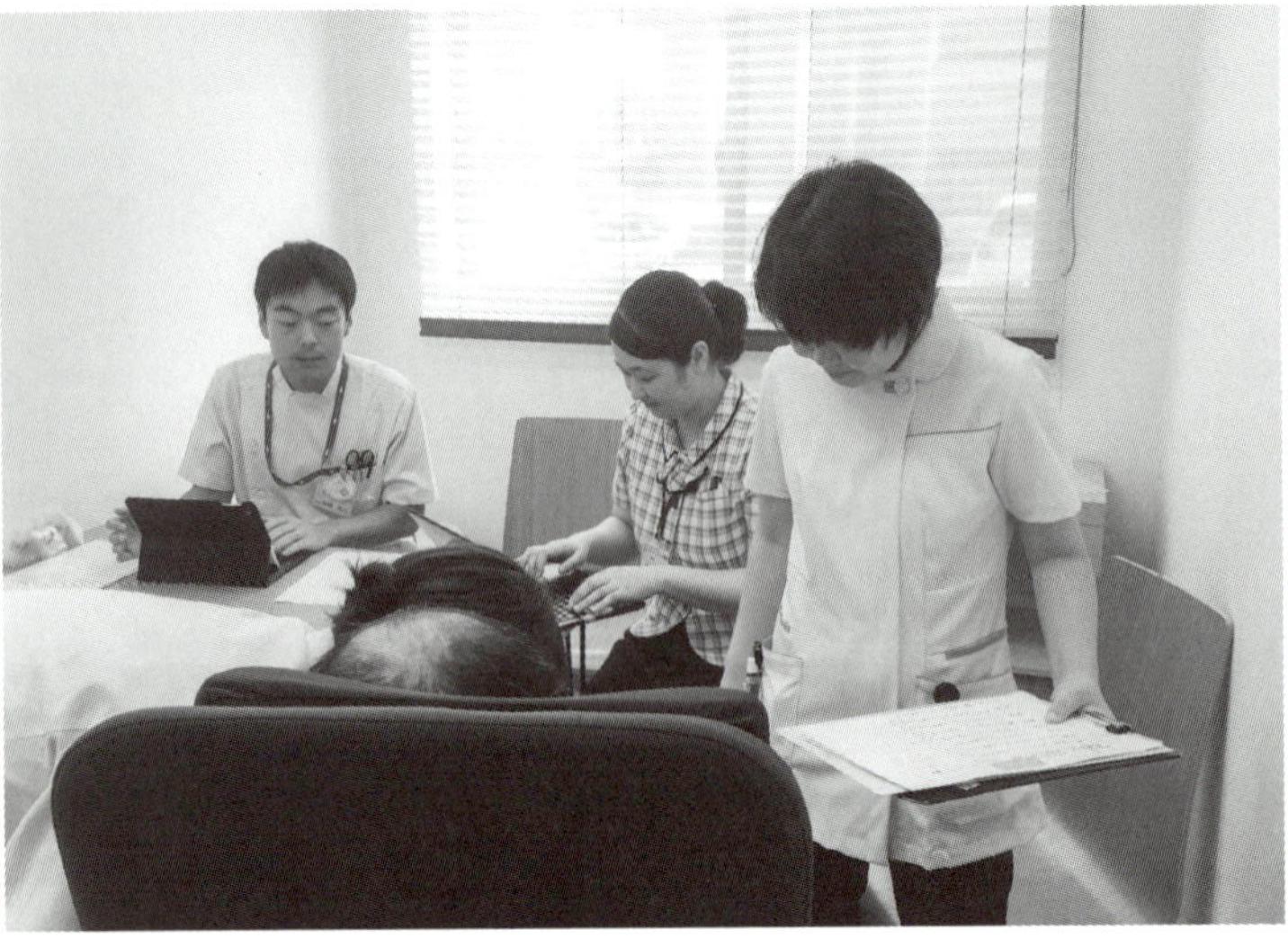

やって飲んでもらえばいいか」ということを日々相談しながら仕事を進めるのがすごく新鮮で、楽しかったのを覚えています。そのうち、薬剤師の在宅業務の重要性・必要性を強く感じるようになってきました。

数年後には、在宅業務にメインでかかわるようになり、担当患者さんは40名を超えていました。現在は、終末期に在宅での看取りを希望されている患者さんも任されるようになっています。看取りの患者さんは、口から食事を摂れず、点滴中心の方が多いのですが、その際の医療用麻薬や薬の管理は医療従事者の負担が大きく、医師や看護師から「薬剤師がいないと困る」と、強い要望を受けてのことでした。

在宅での看取りでは、子育て世代のお母さんを担当することもあります。ある方の在宅業務に入った時、「最期に、〝お母さん〟に戻れました。ありがとう」と言われました。病院だと「患者さん」だけど、自宅で「お母さん」になれたと。微力ながら、その時間をつくるお手伝いができたのかもしれません。とても印象に残っている出来事です。

Q 矢吹さんが考える「プロフェッショナルな薬剤師」とはどのような人でしょうか？

私が思うプロの薬剤師とは、患者さんへの「共感力」が強い人だと思います。患者さんの声に耳を傾け、患者さんと同じ目線に立つことができる人。そして、医療従事者と対峙する時には、薬剤師としてのスイッチが切り替わり、患者さんの立場に立って交渉もできる。例えば、医師の処方がその患者さんにとって飲み続けにくいものであれば、それをしっかり医師に訴えられる姿勢です。

あとは、責任感ですね。極端な話ですが、自分が担当している患者さんから業務時間外に電話がかかってきたとしても、すぐに調べて電話をかけなおしたり、時には訪問して説明したりする薬剤師もいます。それは、薬剤師としての覚悟や使命感からくる行動だと思っていて。

最近は、窓口業務の若手薬剤師を「退院前カンファレンス」や、在宅医療の診察の場に連れ出しています。そうすると、次の日から目に見えて意識が変わる人も少なくありません。実際に、どんどん現場に出ていって他の医療従事者とチームで患者さんをサポートしたい！ と希望する薬剤師が増えています。ライフスタイルに応じた働き方があっていいと思いますが、そういうマインドを持った薬剤師は、今後もっと育てていきたいですね。

Q 今後、どんな地域薬剤師を目指したいですか。

メディカルネットワークシステムの理念にはすごく共感しています。私たちの患者さんは、「お医者さんや看護師さんは忙しそうで聞けなかった」と、薬剤師にお薬の相談をしてくださいます。薬局は「ちょっと、聞いて」と、気軽に話せる場所であり、自分の地域にこの薬局・薬剤師がいるんだという「心強さ」にもなります。

これから、薬剤師の在宅業務はもっと求められる時代になるでしょう。私自身も、患者さんが在宅医療に切り替えるとなった時、一番に思い出してもらえる存在になりたいと思っています。

患者さんの目線で、オーダーメイドな医療を

株式会社なの花東日本　調剤事業部ブロック長
薬剤師　**佐々木　麻　里**さん（**薬剤師歴19年**）

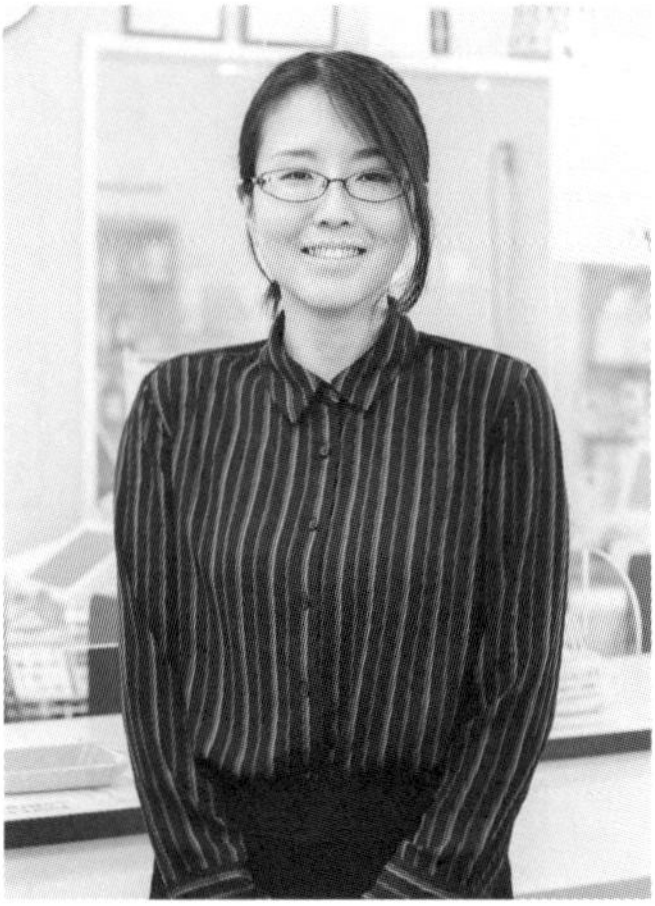

Q 佐々木さんの経歴と、現在の業務内容について教えてください。

私は子どものころ、薬剤師に憧れを持っていました。当時は院内調剤で、白衣を着て薬に異物が入っていないかをチェックしている薬剤師の姿を見て「かっこいい」と感じた記憶があります。進路を決めるタイミングでそのことを思い出し、自然と「薬剤師」という道を選んでいました。

新卒で大手調剤薬局に入社し、数年間勤務しました。その後は別の仕事をしようと、治験の仕事に従事。その後、中小規模の調剤薬局で再び薬剤師として働いた後、なの花東日本に入社。今年で12年目になります。

現在の業務は、担当エリアにおける薬局事業推進マネジメントで、それぞれの店舗の薬局長と連携しながら、施策の実行や管理をしています。また、薬剤師の人材育成に関する有益な情報を、社内に向けて発信する有志のチームにも参加しています。

Q どのようなことを発信されているのでしょう?

まず私は、薬剤師は「患者さん視点」を持っているべきだと考えています。そのうえで「ＥＢＭ（Evidence-Based Medicine）」という考え方があります。これは「根拠に基づく医療」という意味で、「最善の根拠」「医療者の経験」「患者の価値観」を総合的に検討し、患者さんにとって最善の医療を目指すものです。

なの花薬局の薬剤師はみんな、「対人業務」が最も大切な仕事だということを理解しています。そして、一生懸命やっています。ただ一方で、多くの処方箋を処理しなければならなかったり、患者さんによっては待ち時間を短縮したいと考える方もいたりします。忙しい環境でも、ＥＢＭに則った思考法を身につければ、自然と患者さん視点の医療を提供できるようになる。だから、一人でも多くの薬剤師に学んでほしいと、情報発信を続けています。

Q 「患者視点」といった医療マインドをどう育てていますか？

薬剤師には常々「患者さんが、今どうしてほしいのか」を考えてから、行動に移すよう指導しています。ただ、薬学的なアセスメントの観点から、全てが患者さんのご希望に添えないこともあるでしょう。その場合でも、患者さんの気持ちを考えたコミュニケーションが取れていれば、理解していただけるはずです。

これは医療マインドというより、基本的な人と人とのかかわりの中での「気遣い」です。一般的なコミュニケーションの延長だと考えれば、大きくずれることはありません。

患者視点がしっかり身についた人は、自分で判断し、正しい答えを導き出してくれます。例えば、薬局で高齢の患者さんに対して薬の飲み方を説明したけれど、後で考えると、若干誤解されるような表現があったかも知れないと気づいた薬剤師がいました。すぐにお電話したけれど、繋がらない。それならと、直接ご自宅まで説明に向かいました。その時、患者さんにとって最善の行動を取る。これが、患者視点だと思っています。

近年「かかりつけ薬剤師・薬局」を持つことの必要性が叫ばれています。患者さんからの信頼を得て「かかりつけ」として選ばれるには「患者視点」が非常に重要です。患者さんのお話にしっかりと耳を傾け、その方が置かれている環境や、価値観まで把握しておく。そのうえで、薬学的な知見も併せて検討し、一人ひとりの患者さんにとって最良の答えを導き出す。そうすることで「オーダーメイド」な医療の提供ができるようになると考えています。

Q 佐々木さんの今後のビジョンについて教えてください。

今後は「薬局薬剤師は、必要な仕事だね」と患者さんに認めてもらえるような活動に力を入れたいと思います。今はまだ、「薬剤師の話を聞くよりも、早く薬をもらって帰りたい」と考えられている患者さんも少なくありません。

「薬剤師と話す時間」が大切だということを、理解いただく。そのためには、例えば患者さんへ質問した後に「なぜ、それを聞いたのか」というところまで丁寧に説明する必要があると思っていて。薬剤師一人ひとりがそういった地道な活動をしていくことで、少しずつでも社会を変えていければと考えています。

現場の薬剤師は、本当に一生懸命、患者さんのために頑張っています。ただ、それが世の中に伝わっていないという現実もあります。薬剤師の活動を知ってもらうには、それを論文化し、研究発表という形で世に出す必要があると考えます。現在、私自身も研究を進めているところです。今後も、薬剤師の活動をより多くの方に知っていただき、薬剤師の地位向上に努めていきたいと思います。

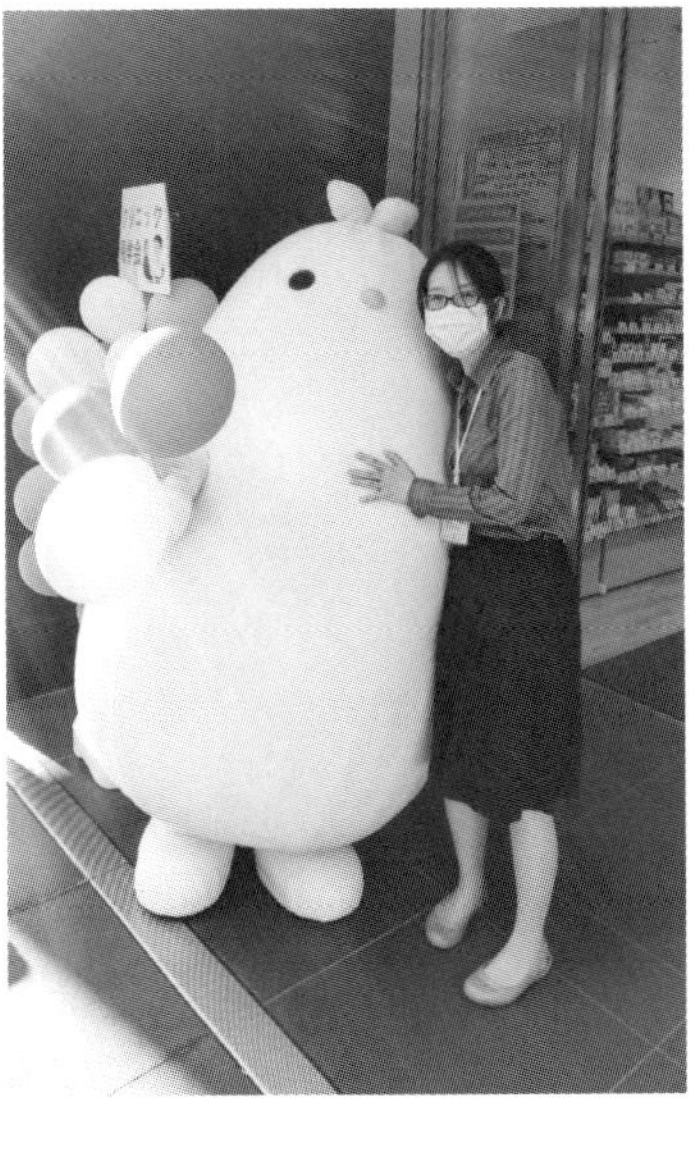

コラム　薬剤師のスキルアップで患者のQOL向上へ
――CP Step制度

メディカルシステムネットワークでは、2022年より新たな教育制度「コミュニティファーマシストステップ制度（CP Step制度）」を導入しました。これは、薬剤師の「薬物療法の実践的能力」「コミュニケーション能力」「医療マインド」の向上を目指し、数年かけて策定されたものです。

具体的には、薬剤師を5つの等級に分け、そのレベルに合わせた教育を提供する仕組みで、「1」からスタートし、中間の「3」を、なの花薬局の標準レベルとしています。「5」まで進むと、外部の資格を取得する必要のあるスペシャリストになります。また、「臨床実績」「研修受講実績」「研究実績」「資格」と4つの実践項目で、それぞれの基準を満たさなければ次のステップには進めません。さらに、この制度はダウングレードすることがあるのも特徴。薬剤師が、常にスキルアップし続ける仕組みになっています。

この取り組みはまだ始まったばかり。随時ブラッシュアップを重ねている最中ですが、すでに多くの薬剤師が自身のステップアップに向けてチャレンジしています。

当社の薬剤師たちは、グループ理念である「まちのあかり」に共感して入社し「地域の人たちのお役に立ちたい」という想いを強く持っています。その想いに、スキルをプラスすれば、理念は必ず実現できるはず。

一般的に薬剤師は「薬」の責任者と見られがちですが、今後は医師とともに患者さんの治療に積極的に参加することが求められます。具体的には、医師が薬を処方した後、次に受診されるまでの間、健康観察や服薬フォローによって患者さんを見守る、などです。

目指しているのは、地域の中で、健康に関する「ファーストアクセス」の場になること。体調不良を感じればすぐに「病院」ではなく、もっと身近にある「薬局」や「薬剤師」を頼ってほしい。薬のことはもちろん、健康や未病、食事、生活習慣……、それらは全て、私たちの得意分野である「薬学」と密接に結びついています。

超高齢社会を迎えている日本。健康に不安を抱えた方々を、地域の薬剤師がサポートできれば、その方々の幸せな生活をつくるお手伝いができる。そうした薬剤師がしっかりと育っていくことが、患者さんのＱＯＬ向上に繋がると私たちは考えています。

（株式会社メディカルシステムネットワーク
薬局教育部長　安江美由紀）

コミュニティファーマシストステップ制度（CP Step制度）

「まちのあかり」として地域医療を支える薬剤師を育成するための教育制度です。

【臨床】【研修】【研究】【資格】の4種類の実績を積み重ねて、ステップアップしていける制度となっており、Step1～Step5の5段階に分類され、多くの薬剤師がStep3以上を目指しています。

ステップアップに求められる実績の例

【臨床】各種対人業務の実施、在宅の実施など
【研修】領域別共通プログラムの修了、臨床系認証研修の修了など
【研究】学会への参加、研究発表の実施など
【資格】研修認定薬剤師の取得、各種認定・専門資格の取得など

※全てを一度に達成するのではなく、各Stepの段階に応じて求められるものが変わってきます

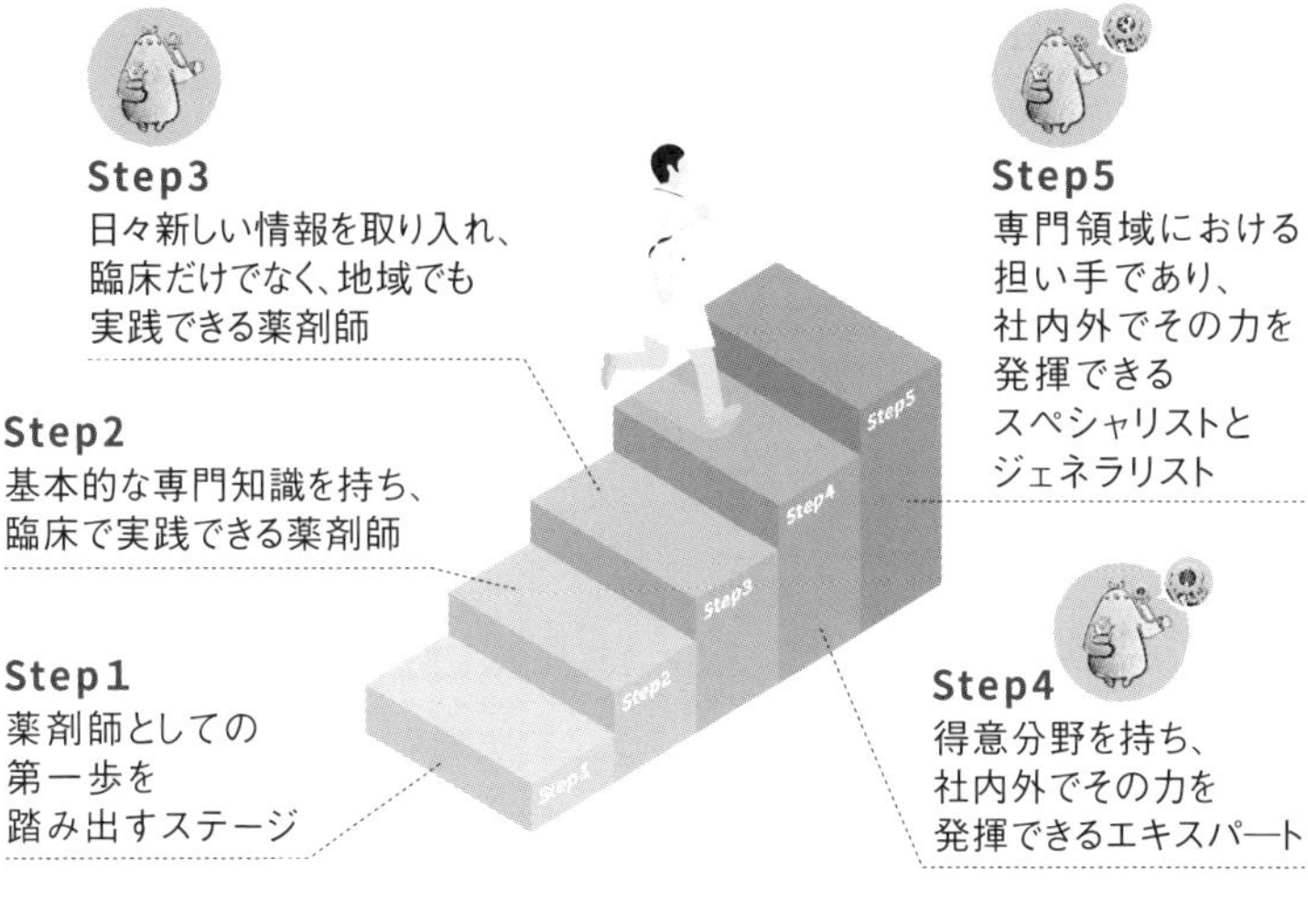
Step3
日々新しい情報を取り入れ、
臨床だけでなく、地域でも
実践できる薬剤師
Step5
専門領域における
担い手であり、
社内外でその力を
発揮できる
スペシャリストと
ジェネラリスト
Step2
基本的な専門知識を持ち、
臨床で実践できる薬剤師
Step1
薬剤師としての
第一歩を
踏み出すステージ
Step4
得意分野を持ち、
社内外でその力を
発揮できるエキスパート

※コミュニティファーマシストの証としてStep3、Step4、Step5の薬剤師は、なの花薬局キャラクターNa-Noのピンバッチを身に着けています。

自社最適からエリア最適へ
全国で「まちのあかり」の実現を目指す

株式会社メディカルシステムネットワーク　代表取締役副社長　田中義寛

Q 改めて、メディカルシステムネットワークの組織の概要と現状について教えてください。

まず、当社は、3階建ての構造になっています。1階は地域薬局事業、そして看護・介護・栄養事業があります。2階は、医薬品ネットワーク事業。3階は、それらのプラットフォームを基盤として進めている、医薬品製造販売事業とデジタルシフト事業です。

地域薬局事業では、新規出店もそうですが、薬学的ケアの質を向上させるべく、人材や設備などに積極的に投資しているところです。

医薬品ネットワーク事業は、医薬品卸売会社に対しては流通の改善、そして中小規模の薬局に対しては経営のサポートを実施しています。現在、このネットワークが、薬局業界全体のシェア1割を超えてきました。今後は、それをプラットフォームとして、主にジェネリック医薬品の製造販売を実施する医薬品製造販売事業、そしてLINE公式アカウント「つながる薬局」で患者さんと薬局を繋ぐデジタルシフト事業を展開していくことを目指しています（詳しくは第3章へ）。

Q 薬局経営の理念である「まちのあかり」。これはどのように具体化していくのでしょうか。

当社の副社長である秋野の実体験から生まれたのが、この理念です。

当社にとって、地域薬局事業は全ての土台となる存在です。そして薬局というのは、その地域における医療機関の砦です。そのため、1軒1軒の薬局の質の高さが求められます。

また、薬局というのは、地域によって求められる役割も違います。しっかりとエリアのニーズを把握し、要望にお応えできる存在でありたいと思っていますし、それが実現すれば、今度は直営店が地域のハブ的な存在にもなっていける可能性があります。

そうすれば、加盟店薬局に対しての人材育成、人的補助、在庫管理などあらゆる面でサポートが可能です。つまり、薬局事業が今後目指すのは、単なる拠点ではなく、そのエリア全体が最適化された状態、つまり「エリア最適」となっていくことです。

薬局は、ただの薬の供給拠点ではありません。地域の人々へ、身近に医療を供給するための存在です。生活で困っていることをサポートし、薬局が人々の「まちのあかり」になれるよう、まずは直営薬局のしっかりとした体制づくりの取り組みを推し進めたいと思います。

Q 年々、ネットワーク事業の加盟店は増加しています。加盟店拡大については、どのような想いで取り組んでいますか。

最近では、薬局もチェーン店が増えてきました。しかし、地域に根付いた中小薬局の存在は、患者さんにとっては大きいものがあります。やっぱり、患者さんの名前と顔が一致していて、その人の家族のことまで把握できているようなかかわりの強い薬局が身近にあれば、地域の人たちは安心して暮らすことができます。私たちも全力でサポートしていくので、地域の薬局には生き残ってほしいと思っています。

数年前、北海道胆振東部《いぶりとうぶ》地震の影響でブラックアウトが起こり、2日間完全に電気が止まった地域がありました。信号や電車も止まってしまい、通勤すらできない状況。その時、ドラッグストアやチェーン薬局は閉店していましたが、中小の地域薬局は開いていました。

個人薬局などは、薬剤師が建物内に住んでいることも多いので、電気はなくてもお店を開けることはできたのです。そういう薬局が存在してくれることは、地域の人たちの安心・安全に繋がるのだろうと思いました。

「流通改善」についていえば、加盟店の皆さんにとってはどちらかといえば手間だと思います。受発注の90％以上をオンラインに切り替えていただいたり、急配や返品を低減してくださいとお願いしたりしていますから。

でも、この業界は、薬局だけでなく医薬品卸売会社にも生き残ってもらわなければ成り立ちません。お互いにＷｉｎ-Ｗｉｎの関係を築くことによって、みんなで安定的な経営を実現できればと思います。

Q 第6次中期経営計画も発表されました。今後のビジョンについて教えてください。

まず、当社の土台となる「地域薬局」については、次の４年間で５５０店舗まで拡大することを目指しています。また、エリアの拡充はもちろん、「対人業務」にシフトするために薬局業務のオペレーションの効率化なども同時に図っていきたいと考えています。

ネットワーク事業については、新規加盟店の数をさらに増やしていきます。2026年には1万2000件、つまり業界シェア2割の獲得を目指します。それによって、さらなる流通改善とサプライチェーンマネジメントを確立させます。

また、エリアごとの加盟店同士の繋がりも増やしていきたいと考えています。例えばですが、北海道支部や東北支部などのエリア同士の繋がりを増やし、在庫や人材の融通をし合うなど、もっと相互に助け合える関係性ができるのが理想ですね。

さらには、当社が薬剤師の「対物」から「対人」業務へスムーズにシフトできるよう、現在力を入れている薬剤師の教育についても、加盟店へ積極的に展開していければいいなと思っています。

それらのプラットフォーム基盤を固めたうえで、医薬品製造販売事業を行う株式会社フェルゼンファーマ（以下、フェルゼンファーマ）、また、デジタルシフト事業を展開する株式会社ファーマシフト（以下、ファーマシフト）などの成長領域を拡大させます。

フェルゼンファーマについては、加盟店におけるシェアを増やしていくことになるでしょう。もちろん、フェルゼンファーマの売上増にも繋がりますが、何より加盟店にとっても利益回復になります。

ファーマシフトについても、2026年には「つながる薬局」導入2万拠点を目指します。最終的には、薬局だけではなく、医師や看護師などさまざまな職種の方々と情報を共有できるような仕組みをつくり、これから求められる「地域包括ケアシステム」の実現にも寄与できればと考えています。

Q 目標を実現させるための、組織としての強みは何でしょうか。

そうですね。私たちは、外部の方や取引先の方から、よく「御社は、優しい人が多いですね」と言われます。多分、当社の社員は満員電車に乗ると、みんな席を譲り合うような人たちです。

実際に、新入社員が当社を選んだ理由について聞いてみると「社風が良さそう」「いい人が多い」という理由が多いです。自分が属している組織の長所は気がつきにくいものですが、そういう部分は「強み」として認識し、伸ばしていきたいと思います。

一方で、組織が大きくなることで、コミュニケーションにかかわる問題が必ず出てくると思います。仕事上のトラブルの背景にあるのは、ほとんどコミュニケーション不足だったりします。

しかし、逆にそこを解決できればトラブルの大半も解消できるのでは、とも思っています。コロナ禍で、対面のコミュニケーションが難しくなっていますが、オンラインでもできることはあるし、会話は可能なはず。そこはあきらめず、積極的にかかわりを持っていきたいと思っています。

当社の事業領域

■ 地域薬局事業と医薬品ネットワーク事業を主軸に展開
■ 医薬品ネットワークを中核に医薬品製造販売、デジタルシフトの3事業で地域薬局を支援

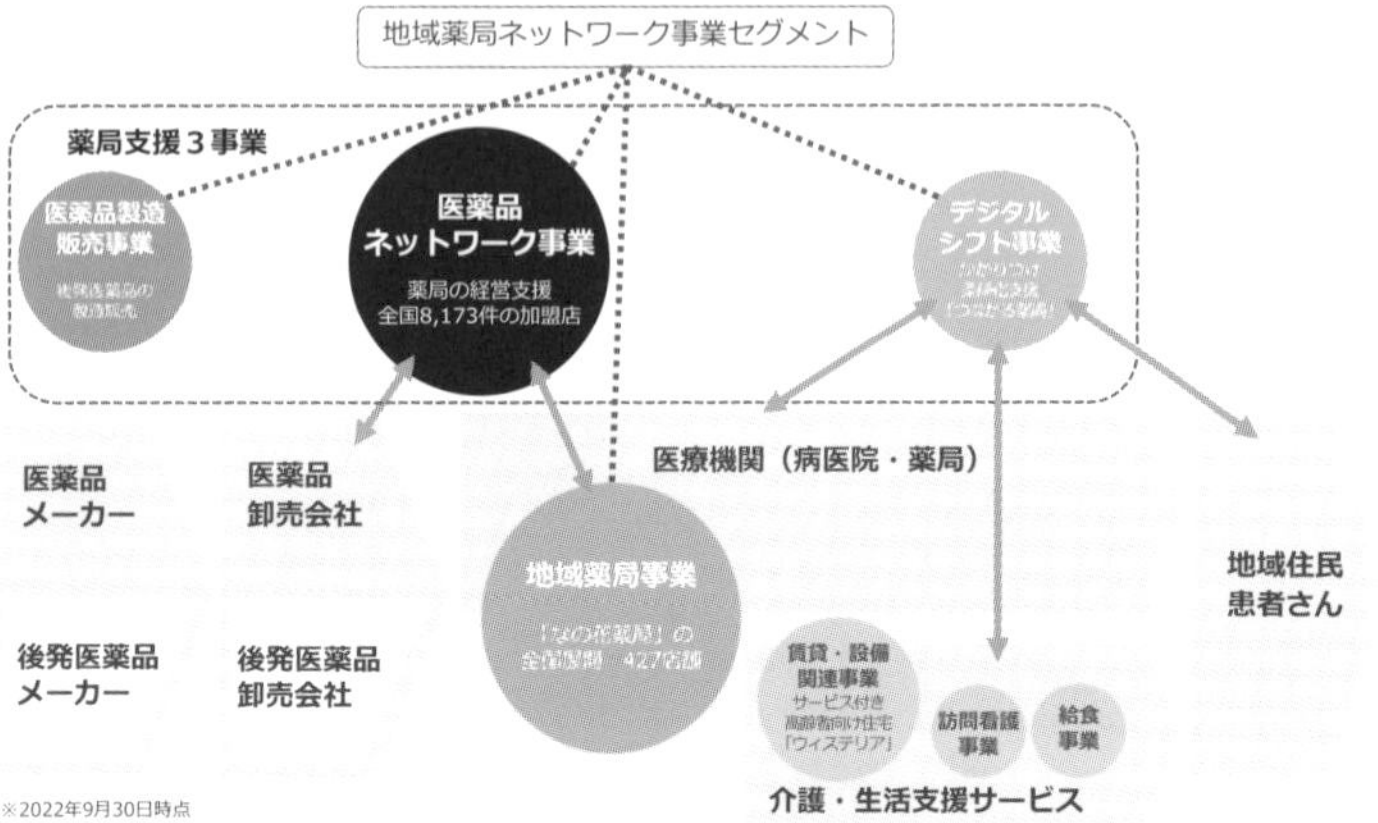

※2022年9月30日時点

寄稿

田尻稲雄の魅力

株式会社メディカルシステムネットワーク社外取締役
聖路加国際大学名誉教授
井部　俊子

私が田尻稲雄さんという人に出会ったのは、もう10年以上前のことです。当時、朝日新聞社の記者として活躍していたわれわれの仲間のひとりが、東京の下町にお勧めのうなぎ屋があるということで集まった席上に、がやがやとにぎやかに登場した人物が田尻さんでした。豪快に食べて飲み、大声で語り笑うという田尻さんは、たちまち座の雰囲気を愉快にしてしまいました。私は、若いころは（年をとっても原点はそうなのですが）人見知りする方で、のっけからうちとけて話をすることは滅多にないのですが、この時だけはうっかり（?）うちとけてしまいました。

この時、どんな話をしたのか定かに覚えていないのですが、ラグビーにぞっこんの人生であった話や〝イナオさんとジローさん〟の生い立ちの話は面白く笑いころげてしまいました。無愛想で疑い深く人をみるタイプの私の胸襟を開かせてしまう田尻さんのような人は「人たらし」というのではないかと、この原稿を書く時に思いついたのです。

人たらしを辞書で引くと微妙なちがいがあります。広辞苑第7版（2018年）では、「人をだますこと。人をうまくとりこむこと。また、その人。」とあります。大辞林第4版（2019年）でも、「人をだますこと、人をうまくとり込むこと。またその人。」となっています。しかし、三省堂国語辞典第8版（2021年）では、「人をうまく味方につけること（人）。」と説明されます。「人をだます」といったネガティブな意味ではなく、「人を味方につける」といった中立的な説明となっています。

2022年4月に初版発行された『〃また会いたい〃と99％思われる「人たらし」のコツ100　科学的に「人に好かれる」技術』（岡本康平著／総合法令出版株式会社）では、見出しに「〃また会いたい〃と99％思われる」と、『科学的に「人に好かれる」技術』という言葉が添えられており、「人たらし」になることを〃推奨〃しています。つまり、「人たらし」は、誰とでもうまくやれるコミュニケーションの達人ということになります。田尻さんの「人たらし」はこの意味で用いることを明確にしておきたいと思います。

それでは、この本を頼りに、田尻さんにみる「人たらし」の特徴をいくつか紹介しましょう。

人たらしのコツ1は、〈ちょっとした「弱み」を「笑い」に変える〉です。自分の弱さやダメなところ、失敗談をオープンにすると相手も心を開いてくれ、さらにそれを笑いに変えることができれば場が一気に和み、距離が近づきます。しかし、笑えないレベルでの自虐ネタはNG。共感できる笑いで盛り上げるのが効果的ということです。田尻さんの語る〝イナオさんとジローさん〟の生い立ちや武勇伝はまさにこの基準に当てはまります。

人たらしのコツ2は、〈5W1H質問で気持ちよく話をさせる〉です。田尻さんは決して一方的に話をするのではなく、相手を巻き込み、相手も気持ちよく話をしたくなるようなマジックをもっています。

人たらしのコツ3は、〈会話の中に「相手の名前」を散りばめる〉です。会話の中で相手の名前を盛り込んで話しかけられると、好感度アップに繋がるという研究成果があるそうです。そういえば、田尻さんは頻繁に「イベさんさー」と言います。

人たらしのコツ4は、〈話をまとめて、相手が突っ込みやすいタイミングをつくる〉です。

会話のキャッチボールの軽快さが好感度アップに繋がり、お互いに心地がよくなるのです。たしかに、田尻さんとの会話は突っ込みどころ満載であり、軽快に会話が展開されます。

人たらしのコツ5は、〈時間に気を配り、別れ際にすてきな言葉を残す〉です。「この人に会いたい」と思わせるには、初対面の相手との時間が濃すぎず、薄すぎず、腹六、七分目ぐらいで終わるのがベストであり、予定よりも早目に切り上げて、さわやかに立ち去るのがいいでしょうということです。田尻さんとの逢瀬はまさにこの条件にぴったりだなと感心しています。すてきな言葉を残しているかどうかははっきりしませんが。

人たらしの田尻稲雄さんがリードするメディカルシステムネットワークグループは、「まちのあかり」という理念を実現することによって「社会たらし」に進化していくことでしょう。ちなみに将棋用語では「たらす」とは、①次に成れるところに駒を打つこと、②拠点をつくるために歩を打つこととあります。

第3章

プラットフォームで実現する未来

1 ジェネリックの大量生産・大量廃棄に課題
――〈株式会社フェルゼンファーマ〉

メディカルシステムネットワークは、2016年9月、ジェネリック医薬品の製造販売を手がける、株式会社フェルゼンファーマ（以下、フェルゼンファーマ）を設立しました。フェルゼンファーマは、自社で医薬品の製造機能を有するのではなく、原薬（薬に含まれる有効成分）などの製造メーカーであるダイト株式会社（以下、ダイト社）と業務提携し、製造を委託しています。

そもそもジェネリック医薬品とは「後発医薬品」とも呼ばれており、治療学的に先発医薬品（新薬）と同等であるとして、製造販売が承認されている製品です。研究開発の費用が低いため、薬価も安く抑えられています。

近年、ジェネリック医薬品市場は急拡大していますが、その裏では大量生産・大量廃棄が起こっていました。ネットワーク事業で医薬品サプライチェーンの効率化を目指してきた当社は、もっと無駄のないジェネリックの流通が実現できるのではないかと考えました。

ここには、メディカルシステムネットワークが連携する約8000の加盟店、そして薬局市場の1割以上の薬の需要を、おおむね把握しているという強みがあります。需要予測ができれば、適切な生産計画を立てられます。その計画に基づいた医薬品製造を行えば、これまでのように大量廃棄も無ければ、品切れも起こさない、安定供給が実現します。そういった背景から、2016年フェルゼンファーマの立ち上げに至りました。

2 安心できる製造環境と安定的な供給

ジェネリック医薬品の市場は年々拡大しており、フェルゼンファーマのように製造販売権を持ち、製造自体は外部へ委託している会社を含めれば190社ほど存在するといわれています。そのなかで当社が手がけるジェネリック医薬品の強みは、主に三つあると考えます。

まず一つは、「安定的な供給」という点です。

他社の場合、需要と供給がマッチせず、売り上げの3％前後が廃棄に回ってしまうケースも少なくありません。しかし、フェルゼンファーマでは事前にある程度の需要を把握できているため、廃棄量の平均は0・5％程度です。

当然、無駄を省くことができれば利益も残ります。フェルゼンファーマの方針は、「薬局に高品質な医薬品を安定供給し、かつ薬局に可能な限り利益を残してほしい」というもの。そのため、フェルゼンファーマの利益は最低限とし、なるべく薬局に還元できるような方向性で進めています。

次に、「薬剤師目線での開発が可能」という点です。

フェルゼンファーマには、グループ会社に直営薬局や加盟店薬局があるわけですから、医薬品製造の際に薬剤師目線を取り入れることが可能です。例えば、フェルゼンファーマ、製造委託先のダイト社、そして直営店の薬剤師などのメンバーで、座談会や会議などを定期的に実施します。そこで、「このような医薬品をつくってほしい」「取り間違いのないように、錠剤の剤型、色はこうしてほしい」「錠剤が入っているシートをもっと柔らかくしてほしい」といった、現場の要望をヒアリング。それに基づいて、「本当に使われる薬」を製造販売することができるという形です。

最後に、「安心」という点です。

近年、医薬品製造に関する事故が複数起きており、ジェネリック医薬品に対する不安の声も聞かれるようになりました。しかし、フェルゼンファーマの医薬品を製造するダイト社は、大手医薬品メーカーからも委託を受けて製造を行っている会社で、各社のあらゆる要望や指導にも応えられる体制を持っています。

その製造環境は、米国の厚生労働省ともいわれるＦＤＡ（Food and Drug Administration／アメリカ食品医薬品局）の査察にも十分に耐えられるレベル。フェルゼンファーマの医薬品は、そうした製造体制のもと、安心・安全かつ高品質に保たれているのです。

FELDSENF PHARMA

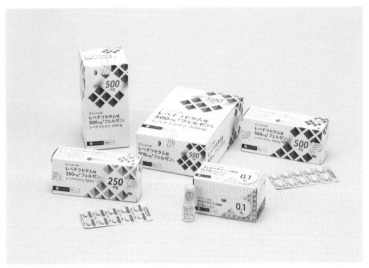

フェルゼンファーマが提供する高品質なジェネリック医薬品

3 売上規模100億円を目指す

医薬品の販売を開始して、4年ほどが経過しました。現在は41成分82品目（2022年3月末時点）を取り扱っており、売り上げは18億円ほどに拡大しました。これを、2023年の3月期には30億にする目標を立てています。

また、約8000件の加盟店のうち、当社のジェネリック医薬品を選んでいただいているのは現在1700件ほどにとどまっており、これを、今後4年で7000件まで拡大する目標を持っています。2022年に発表した中期経営計画では、4年後に売り上げ規模100億円を目指すという目標を掲げました。

2022年3月までは、フェルゼンファーマ独自の営業職を置かず、メディカルシステムネットワークの加盟店営業員がフェルゼンファーマの医薬品の案内を兼務していました。これを強化する形で、今後、社員も増員していく予定です。

彼らはそれぞれ、薬剤師の資格を持っていたり、もともとMR（Medical Representatives／医療情報担当者）の仕事に従事していたりと、専門知識と経験のある人材で、「これまでなかったような新たな事業に挑戦したい」という意欲のある即戦力です。

また、今後の人材育成についても、メディカルシステムネットワークの社内で薬剤師を公募し、ダイト社に出向させるなどの手法を考えています。

フェルゼンファーマ内には製造機能や研究施設が無いため、医薬品製造についての教育には限界があります。実際の研究・製造現場でしっかりジェネリック医薬品の成り立ちを学び、帰ってきてもらう。そうすることで、フェルゼンファーマで取り扱う医薬品の品質や安全性にも良い影響を及ぼすと考えています。

4 「抗がん剤」「化粧品」新たな分野にも挑戦

また、今後のジェネリック医薬品は、いかに品質の良い「抗がん剤」を製造できるかがポイントとなります。

抗がん剤は、患者さんの生死に直接かかわる薬です。そのため、絶対に品質が安定していなければなりません。また、価格も高額であるため、それがジェネリック医薬品として安価に提供できるようになれば、患者さんの負担を減らすことにも繋がります。

幸い、ダイト社は高薬理活性製剤（微量でも人体へ強い作用を与える医薬品）を製造可能な施設を持っています。抗がん剤の製造にはリスクを伴うため、どのメーカーでもつくれるものではないのです。

ただ、抗がん剤の製造を始めるには、「需要」が必要です。メディカルシステムネットワークの加盟店である薬局は、中小規模が多く、抗がん剤の取り扱いが少ないところがほとんどです。まずは、新たなマーケットを開拓していくところからのスタートになっていくでしょう。

また、薬だけでなく化粧品の製造販売も新しい検討分野です。薬剤師が効能を説明できる化粧品があれば、ユーザーにとっても安心材料になります。薬局でのみ取り扱い、例えば1カ月に1回、常用薬の処方箋を持ってこられる際に購入いただける仕組みをつくることで、販路を確保していく。現在は、そういった全く新しい分野への展開も考えているところです。

今後、私たちのネットワークが成長していくとともに、ジェネリック医薬品の需要も拡大を見込んでいます。そのためにも、自社ブランドとしての医薬品をより充実させ、海外展開も視野に入れてマーケットを拡大していきたいと考えています。

5 「つながる薬局」でかかりつけ薬局化を支援 ――〈株式会社ファーマシフト〉

2020年10月、私たちはデジタル広告などを手がけるデジタルホールディングス社と共同出資し、「株式会社ファーマシフト」(以下、ファーマシフト)を立ち上げました。そして、2021年3月にリリースしたのが、患者さんと薬局を繋げるLINE公式アカウント「つながる薬局」です。

立ち上げからわずか1年半で、「つながる薬局」の友だち登録者数は44万人(2022年9月現在)を突破。そして、導入店舗も2300店舗を超えました。2026年には、これを2万拠点まで拡大する目標です。

「つながる薬局」の登録者数がこれだけ急速に伸びているのは、徹底した「患者起点」という開発コンセプトがあったからでしょう。

これまで薬を受け取る場合、その多くは病院の近隣にある薬局に処方箋を持ち込み、処方されるまでの間、薬局内で待つ必要がありました。一方「つながる薬局」では、処方箋をスマホで撮影し、ＬＩＮＥで送信すれば、薬ができるまで自宅や車内で待つことができ、受け取りもスムーズです。

さらに、複数の薬局で処方された薬の管理ができたり、チャット形式による服用方法のアドバイスや、ビデオ通話でオンライン服薬指導を受けたりすることも可能です。

また、今後、「つながる薬局」は、薬局のかかりつけ薬局化を支援するためのツールにも活用されていくはずです。

薬局の「対人業務」へのシフトが叫ばれる一方で、薬剤師は常に人手不足です。一人ひとりの患者さんに対面で手厚くフォローしようとすると、業務がパンクしてしまう薬局も出てくるでしょう。しかし、ＬＩＮＥであれば、時間を選ばずに連絡を取ることができるだけでなく、患者さんに処方されたお薬やご相談内容の履歴も一目瞭然です。

薬局の業務の効率化を促し、本来の役割に徹することができる。そうした環境づくりに、「つながる薬局」が貢献できるのではないかと期待しています。

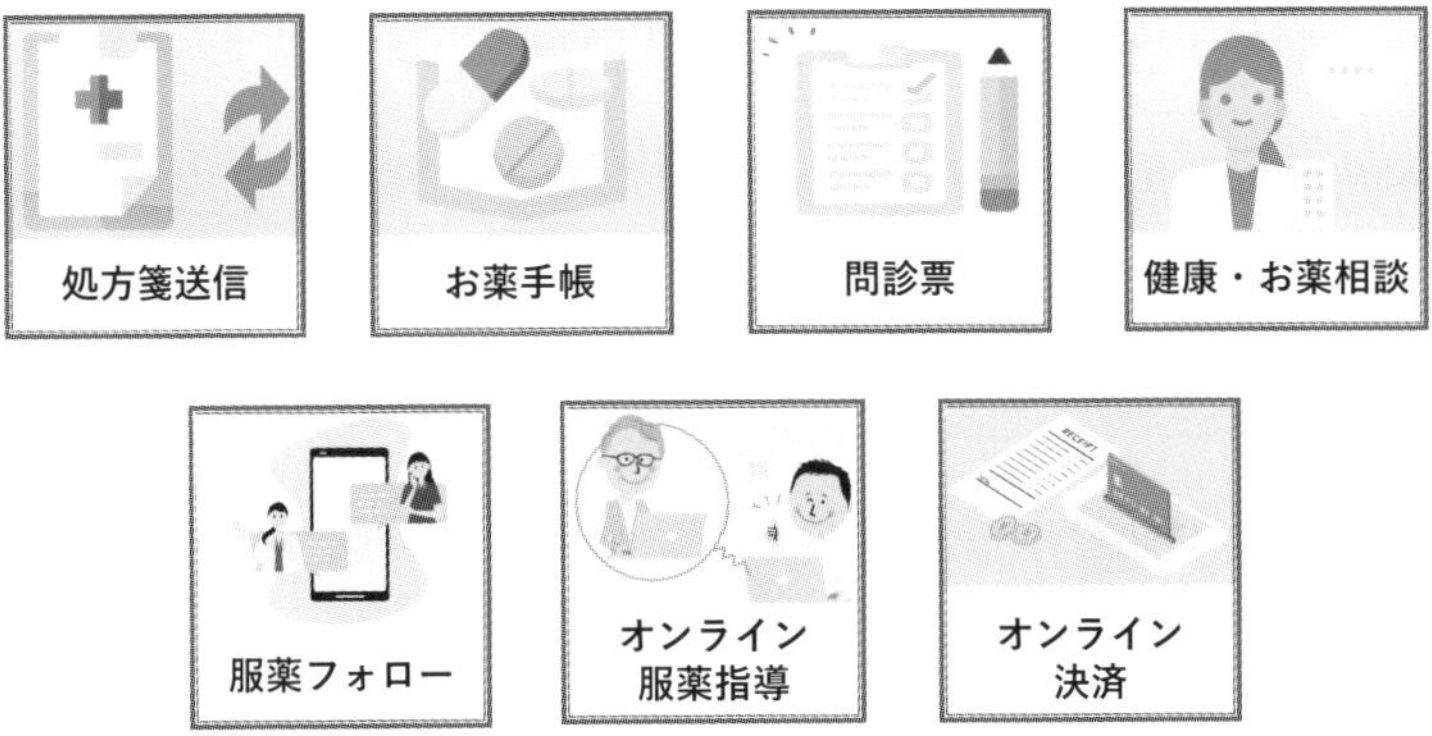

かかりつけ薬局化を支援するための機能が充実している
「つながる薬局」

6 LINEでユーザーサイドに立った開発

「つながる薬局」開発においては、ユーザーが使い始めるまでの手間を徹底的に無くす工夫をしています。

指定のQRコードを読み込み、一つ二つ画面を確認すれば「つながる薬局」登録までの所要時間は、わずか30秒ほど。これにより、患者さんの負担を軽減するだけでなく、薬局の通常オペレーションを崩すことなく導入が可能になっています。

機能面では、家族のお薬手帳を管理できたり、服薬についてのオンライン相談ができたり、とにかく手軽に医療に関する情報が受け取れます。ユーザーにとって、使いこなすのも簡単で、非常にメリットの大きいものとなっていることは間違いありません。

これが実現できたのは、やはりＬＩＮＥを使ったということが大きいでしょう。

これまでも「電子お薬手帳」など、薬局と患者さんを繋ぐＩＴツールはすでにありました。ただ、アプリ形式のものが多く、薬局や機能によってさまざまに異なるアプリを個別に管理することは、患者さんにとって大きなストレスとなっていました。使う時にまず画面上からアプリを探し、操作方法を思い出しながら操作するという方法は、継続的に利用してもらうにはハードルが高かったはずです。

しかしＬＩＮＥは、国内の月間利用者数が９３００万人（２０２２年３月時点）にも及ぶ、国民的インフラです。日常的に使っているインフラの延長線上で利用できるという点は、患者さんに大きな利便性をもたらすと考えました。

徹底してユーザーサイドに立って開発したことで、患者さんに選ばれるツールにたどり着くことができたと思っています。

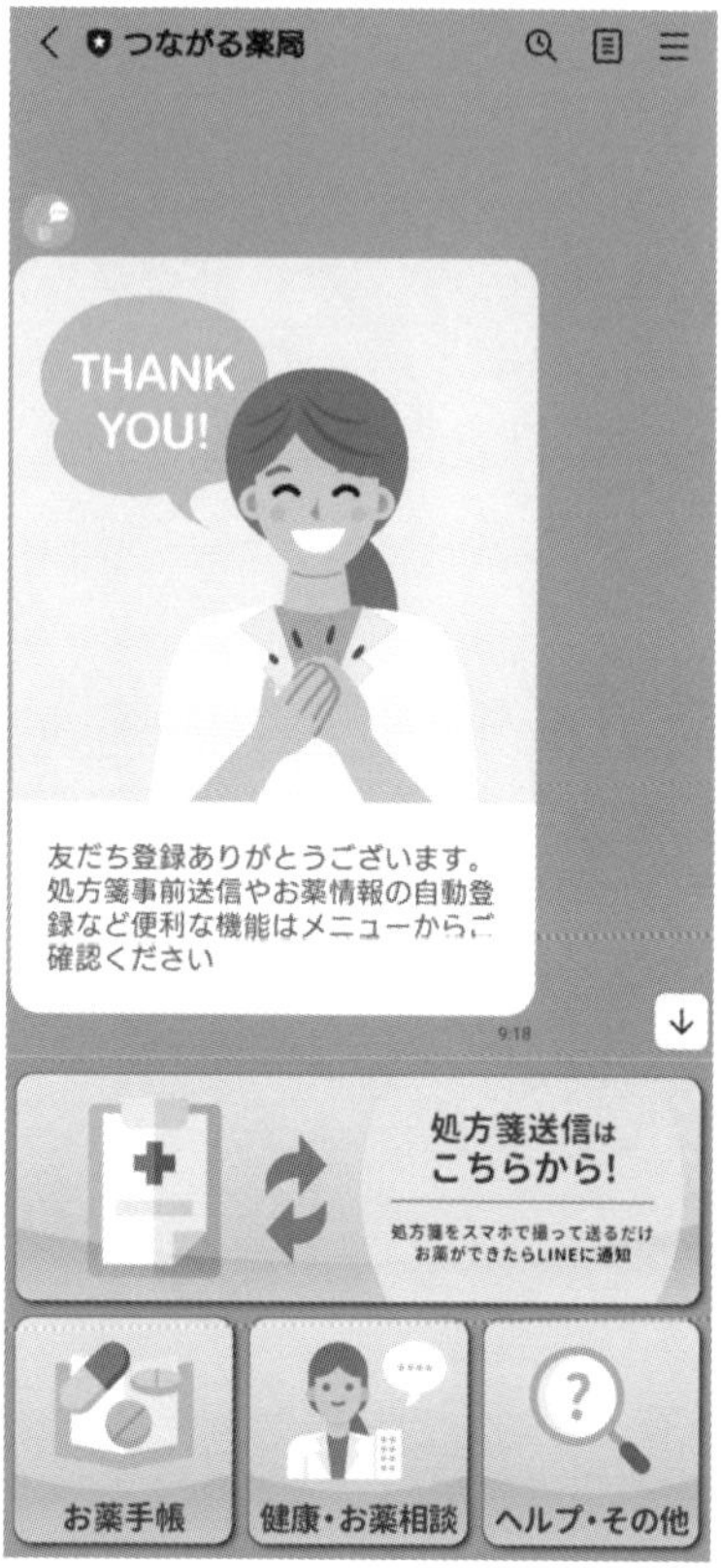
つながる薬局
THANK YOU!
友だち登録ありがとうございます。処方箋事前送信やお薬情報の自動登録など便利な機能はメニューからご確認ください
9:18
処方箋送信はこちらから!
処方箋をスマホで撮って送るだけ
お薬ができたらLINEに通知
お薬手帳
健康・お薬相談
ヘルプ・その他

シンプルで見やすい「つながる薬局」LINE公式アカウント。友だち追加するだけで簡単に登録が完了。

QRコードを読み込めばすぐにアクセス可能。（QRコードは株式会社デンソーウェーブの登録商標です）

7 処方箋枚数の増加にも貢献

コロナ禍で、受診控えなどにより、薬局の利用機会も減少しています。そんななかで「つながる薬局」の導入店舗全体では、2020年と2021年を比較して処方箋の送信枚数は288％増加しました。現在は、月間で4万2000枚ほどの処方箋を受け取っています。

この背景には、コロナ禍でなるべく接触する機会を減らしたいという思いに加え、既存の患者さんのあるニーズがありました。

それは、「家族の薬をまとめて受け取りたい」というものです。

「つながる薬局」を導入した薬局では、既存の患者さんから、その家族の処方箋をまとめて送信されるケースが増えました。そうすれば、家族みんなの薬を一度に受け取ることができるだけでなく、家族の薬の管理も一つのツールで完結します。

これが可能になったことで、新規の患者さんの数、そして薬局の売上も伸びているのです。

また、「つながる薬局」の利用者には高齢の方が多いということも、意外な発見でした。これまでのようにアプリ型の場合、使い方がわからないという声もありましたが、LINEであれば普段からスマホなどで使い慣れている方も多くいらっしゃいます。また、家族のサポートなども得られやすく、抵抗なく取り入れられたという要因があったようです。

コラム　「つながる薬局」で友だち感覚のコミュニケーション——ユーザーの声

なの花薬局で、「つながる薬局」のLINE登録をしました。登録はとても簡単で、薬を取りに行く時間を知らせたり、特殊な薬を処方された場合は「今不足しているので明日以降に」などの連絡も来たりするので助かっています。また、薬をもらった後も、「胃の調子はどうですか」といったフォローがあったり、市販の薬との飲み合わせについて質問できたりするので安心です。

LINEだからというのもあるでしょうが、薬局と話しているというよりは、友だちとして話している感覚。薬をやり取りしているというよりはコミュニケーションしている感じです。

こうしたやり取りが事前にあることで、窓口では「はい、いつもの」「いくらですね」といった会話だけですみ、薬局にいる時間も短縮できているのは、とても助かっています。（60代・男性・Hさん）

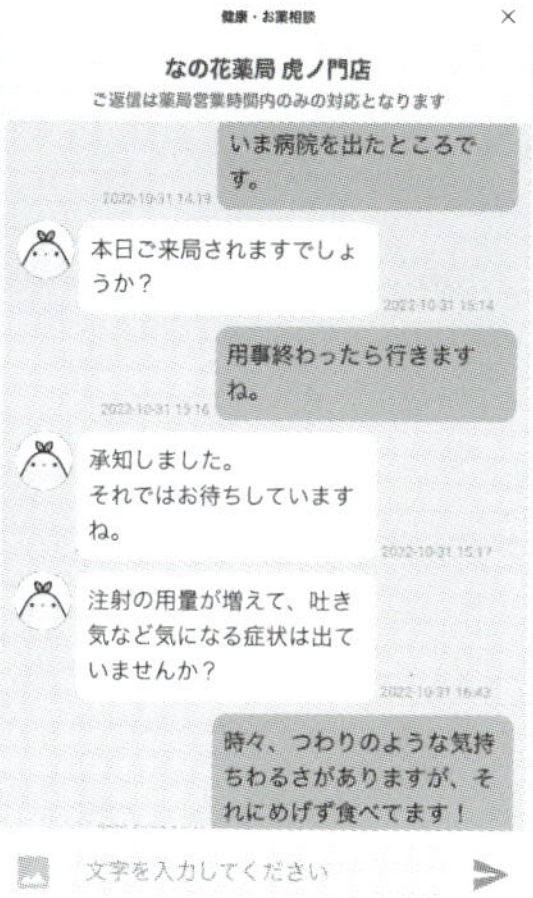
健康・お薬相談
なの花薬局 虎ノ門店
ご返信は薬局営業時間内のみの対応となります
いま病院を出たところです。
本日ご来局されますでしょうか？
用事終わったら行きますね。
承知しました。
それではお待ちしていますね。
注射の用量が増えて、吐き気など気になる症状は出ていませんか？
時々、つわりのような気持ちわるさがありますが、それにめげず食べてます！
文字を入力してください

8 データ活用で多職種連携に期待

日本の人口の5人に1人が後期高齢者となる2025年に向けて、地域包括ケアシステムの構築は急務です。住まい・医療・介護・予防・生活支援が一体的に提供される医療インフラが構築されようとする時、「つながる薬局」に蓄積された患者さんのデータは、重要な役割を果たすのではないかと考えています。

一例として、これまでは、一人の患者さんが複数の医療機関を受診した場合、そのデータはそれぞれの医療機関でバラバラに管理されていました。そうすると、医師は他の病院で処方されている薬がわかりません。また、それを医師が把握できていないのは患者さんにとってもデメリットになります。しかしながら、この「情報がどこにあるのかわからない」という状態は、医療の世界では手付かずのまま、改善されてこなかったのです。

「つながる薬局」では、患者さんの全てのお薬情報を一元管理することが可能です。蓄積されたデータを見れば、その患者さんがどの診療科でどんな薬を処方されているのかを、一目で把握することができます。

このように医療業界が一つのプラットフォームにまとまれば、そこで集約された情報が確実に医師に繋がります。それだけでなく、その患者さんにかかわる全ての医療従事者が、同じフォーマットで情報を確認することができるようになるのです。

ファーマシフトは2021年、デジタルの力を用いて調剤薬局のあり方、ひいては医療のバリューチェーン全体をアップデートすることを目的とし「デジタル薬局コンソーシアム」を立ち上げました。

参画いただいた企業には、「つながる薬局」導入だけでなく、このサービスを全国に広げてゆく「アンバサダー」のような役割も担っていただいています。現在の参画社数は9社973店舗（2022年9月時点）。サービスの活用方法や新機能の開発などで連携し、最終的には新たな「医薬プラットフォーム」の構築を目指しています。

地域包括ケアシステムにおける、多職種連携。その重要課題に、「つながる薬局」が大きく寄与できると考えています。

9 薬局も「選ばれる」時代へ

医療の世界には「医療だから仕方ない」と、患者さんに我慢を強いていることが非常に多いと思います。医療施設は閉鎖的で積極的には行きたくない場所であり、そう思わせるほどの不自由さもあります。

待ち時間が長かったり、お金の負担が大きかったり、問診票を何度も書かなければいけなかったり。そういった不便を、デジタルの力を借りて、改革していくことがもっと目指されても良いのではないでしょうか。普段の生活では「当たり前」になっていることを、医療の世界でももっと実現していきたいと考えています。

そうすれば、医療の現場がもっと開放的で便利になり、かつ、薬局も個性を持って積極的に情報発信していくことで、患者さんも意思を持って薬局を選ぶようになります。飲食店などの一般的なサービス業では当たり前となっている「選ばれる」存在になるということ。これを薬局が意識すれば、自然とサービスの質が向上し、患者さんにも大きなメリットとなるでしょう。

「つながる薬局」はその良い契機になると思っています。それぞれの薬局が選ばれるために努力することにより、最終的には業界を変える力になるはず。いずれ、薬局・薬剤師の地位向上をけん引するような、そんなサービスに成長してほしいと願っています。


創業事業であった「薬局事業」「ネットワーク事業」は、その拠点数、加盟店数の拡大により、次第に「点」で繋がっていたものが線となり、現在では薬局全体のシェア1割を超える「面」となってきました。

この「面」、つまり一定のマーケットを有するプラットフォームを基盤として、医薬品製造販売事業（フェルゼンファーマ）、デジタルシフト事業（ファーマシフト）など、成長領域を拡大していくことが私たちの今後の目標です。

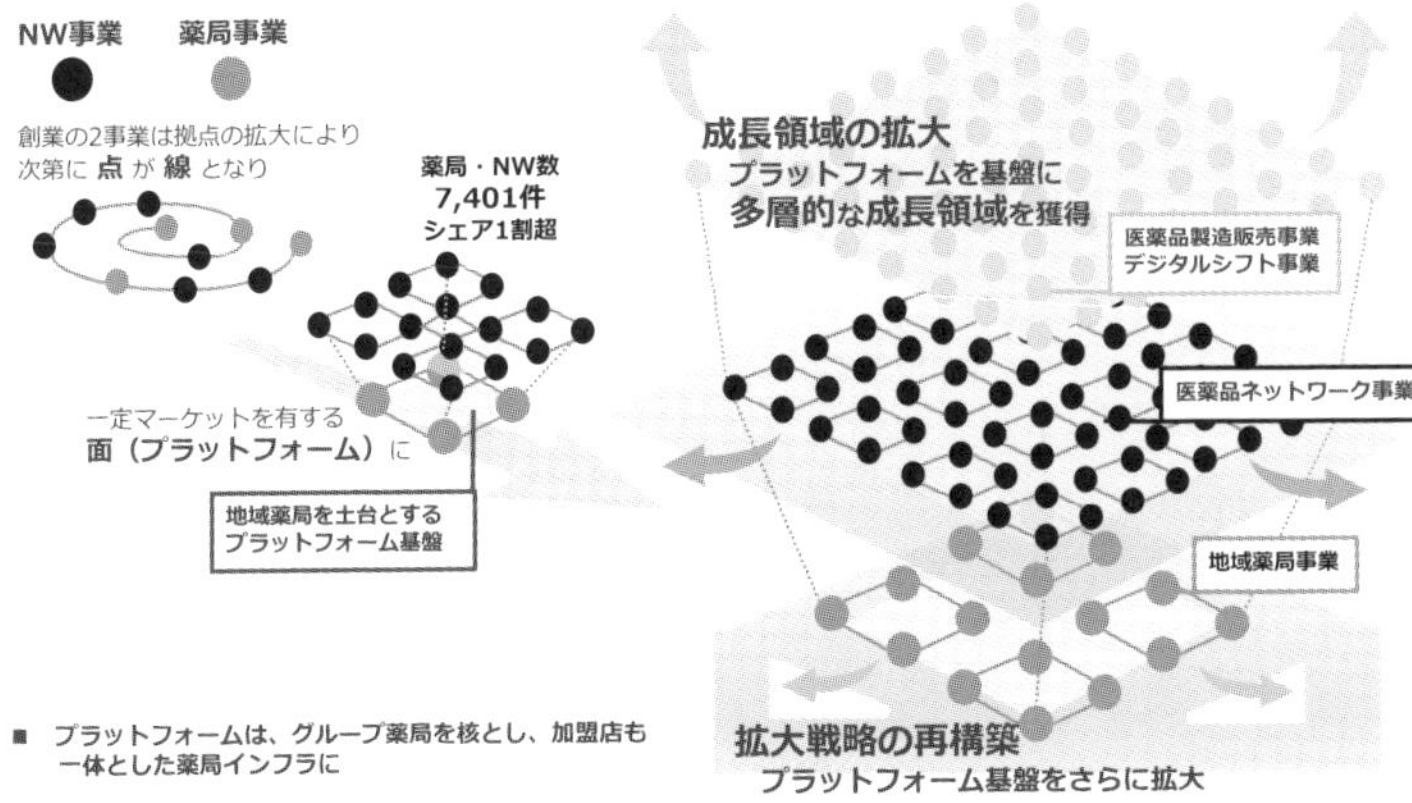

第6次中期経営計画資料「Stage移行による新たな成長モデル」より（※2022年5月6日公表／数値は2022年3月期末時点）

一方で、いまだに、「薬剤師は医師の処方通りに薬を調剤するだけの役割だ」と思われている患者さんも少なくありません。

そんななか、最近では米アマゾンが日本で処方薬のネット販売を検討しているという報道が業界を駆けめぐりました。患者さんから見れば、医療が手軽に利用できることは歓迎すべきですが、それがかえって医療費を圧迫することになっていないか、地域社会のＱＯＬを本当の意味で高めることに繋がっているのか、検討すべきことは多々あるでしょう。

今、私たちは改めて「原点回帰」が必要な時期に差しかかっていると思います。「地域薬剤師として、地域薬局として、患者さんにどうなってほしいのか」を念頭に置き、そのために何をすべきかを考え、行動していくことは、決して難しいことではないはずです。

医療に携わるものとして、今後も「患者起点」で臨む私たちの姿勢は変わりません。そのうえで、組織としての私たちにできることを追求していく。薬局業界の業務効率化、地域包括ケアシステムへの貢献を目指すその先には、患者さんの笑顔があるはずです。それが、医療を提供していく私たちの変わらない使命だと思っています。

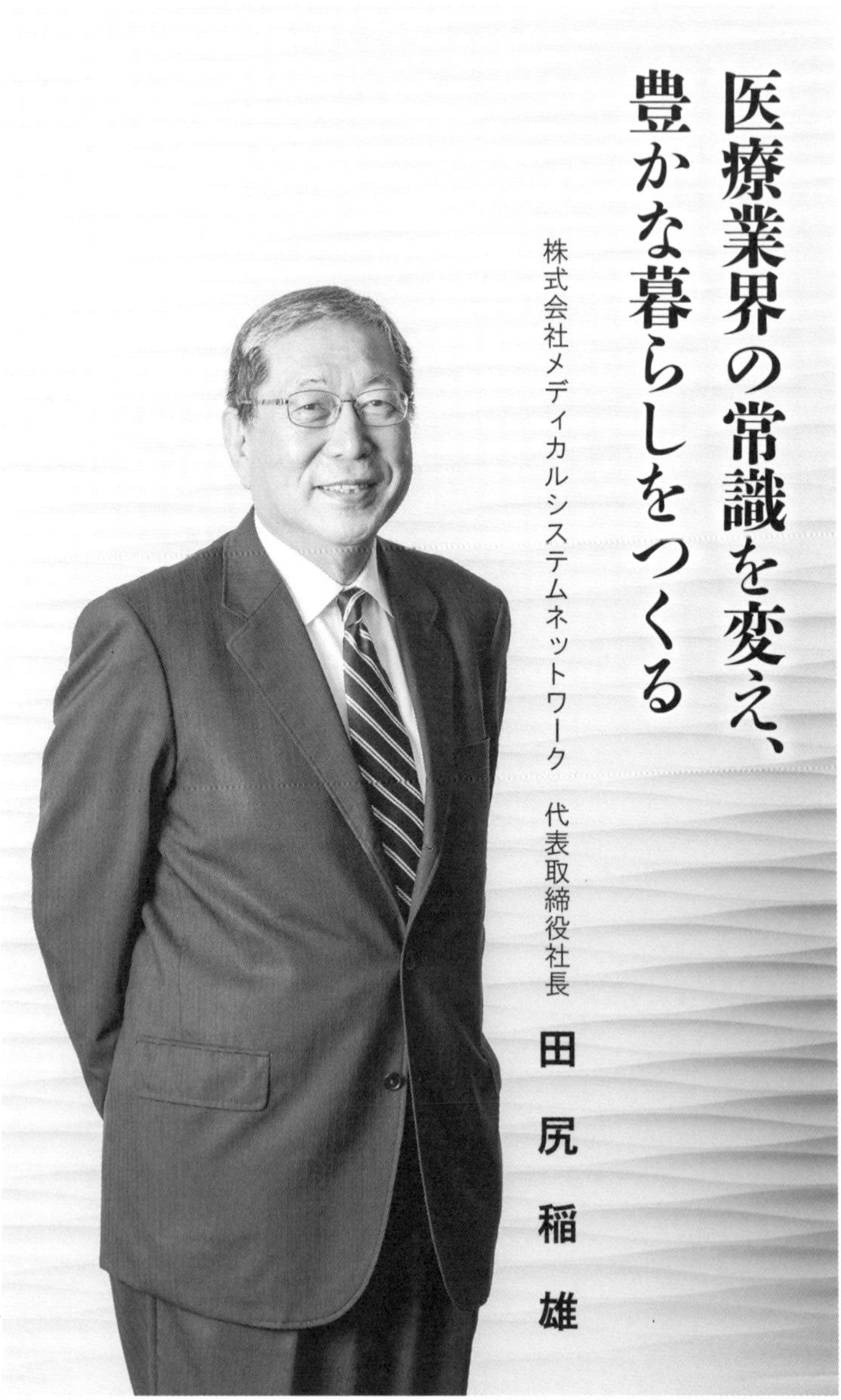

医療業界の常識を変え、豊かな暮らしをつくる

株式会社メディカルシステムネットワーク　代表取締役社長

田尻稲雄

医療業界の常識が変わっていく

創業当時からここまで会社を大きくするビジョンがあったのかと最近よく聞かれますが、「世の中の仕組みを変える」といった大きなことを考えていたわけではありません。しかし、この業界ならではの非効率や慣例に疑問を持っていたことは確かです。

１９７４年から、秋野が勤めていた医薬品卸売会社で、日本赤十字社の委託の血液配送業務に携わりました。その後、営業部に配属。朝出社し、ミーティングをしてからどの医療機関に何の薬を売るのか、それぞれの担当先を回る生活が始まりました。

当時の医師も薬剤師も、仕事中に営業マンに会っている時間はありません。1日の大半は喫茶店で週刊誌や新聞、漫画を読みながら時間を潰し、医師の手があく昼と夕方に、何件か回って注文を取る。9時5時の間で、我々営業マンが先生方に会える時間は他にはありませんでした。

そんななか、80年代後半にＶＡＮが普及したことが、私の意識を大きく変えたと思います。ＶＡＮとは、パソコンのパケット通信ネットワークのこと。中小企業向けＶＡＮが認可されたことで、雑貨品や食料品の業界が、このＶＡＮを使って受発注しはじめたのです。

この時、医薬品の卸売会社がやっている営業とはかけ離れたことが始まったという印象を受けました。自分たちのスタイルがこれから通用しなくなる時代が来る、と。さらに１９８５年には通信が自由化、１９９５年には、Ｗｉｎｄｏｗｓ95が発売されます。パソコンから情報がどんどん出てくるようになり、これは世の中を変えると確信しました。

インターネットを通じて直接メーカーから医薬品の情報が得られるとしたら、営業が伝達するものは価格しかありません。いずれ、営業はいらなくなる時代が来る、と直感しました。

医薬品物流に起こった変化

医薬品ネットワークの飛躍には、戦後の医療制度の整備といった歴史との関連性もあります。

1961年に国民皆保険制度が敷かれました。それに伴い、医療機関のインフラが整備され、医薬品の生産高が10倍くらいに跳ね上がります。高度経済成長に伴う「全国総合計画」(高度経済成長によって生じた地域格差の是正などを目的に行われた国土計画)の一環で、工業化が進み、いわゆる公害や労働災害なども起きてきました。そこに医療機関を整備していく流れです。

国民健康保険や社会保険の整備が進むなか、市町村に大きな病院がつくられはじめました。医薬品卸売会社が街の小さな薬局に薬を届けるのでは、薬の物流は間に合いません。医療インフラが整備されるに従い、これまでのやり方が淘汰されていく流れが、昭和50〜60年代にはすでに起きていたのです。

さらに、1992年には仕切価制度が導入され、卸売会社自らが価格設定するようになりました。その結果、メーカーから卸売会社に対して支払われる不透明なリベート（取引金額に応じた代金の割戻し）やアローワンス（販売促進にかかる報奨金）だけでなく、値引き交渉や薬価が変わった品目に対する在庫補償も無くなりました。卸売会社の違いによる価格の差はほとんど無くなったわけです。

その流れのなかで顕著になったのは、北海道にある数多の小規模な医薬品卸売会社が、一挙に駆逐されていったことです。秋野の実家は代々薬の卸問屋をやっていましたから、その問題に当事者として直面するのを見ながら、私たちは医薬品物流に起こっている時代の変化を目の当たりにし、これは秋野の実家の問題ではなく、業界全体で一気に起きることではないかと思いました。

サプライチェーンとして目指したこと

サプライチェーンとは、原料調達から消費者に届くまでの一連のプロセスのことですが、経営を効果的に行うためにも、この流れのマネジメントが重要です。１９８２年、アメリカのコンサルティング会社ブース・アレン・ハミルトン（Booz Allen

Hamilton Inc.）がサプライチェーンマネジメントの重要性を提案。フィリップ・コトラーや、ピーター・ドラッカーなど、さまざまな経営学者も「サプライチェーンを見直し、生産から消費までの間の物流を一貫してローコストでつくらなければ無駄が生じる」という話をしています。しかし創業当時、業界のなかでサプライチェーンの話をしても全く理解されませんでした。

当時の数字を見ると、アメリカやヨーロッパの物流経費が3％以内に収まっているのに、日本では8〜9％もかかっていました。それだけでも年間で4000〜5000億円のコストです。欧米と日本の医薬品の流通は全く違うということが、その時代には見えていたのです。

業界の流通改善は、1、2件の薬局や小規模の薬局グループで変革できるレベルの話ではないことは明らかでした。また、街の小さな薬局の薬剤師からすると、免許を持っているからといって薬のことが本当に理解でき、調剤も服薬指導もきちんとできるかというと、必ずしもそういうわけではありません。だったら、小さな薬局に勝ち目はないのか。

そう思ったことが、医薬品ネットワークを発想するきっかけとなりました。

血液輸送の仕事で入った一《いち》の山形薬業株式会社が、1981年にメディカル山形薬品株式会社となり、1989年、私はその社長に就任しました。その子会社が展開していた薬局を、中間持株会社のもとに集約し、そこを土台にシステム会社を経営していた沖中恭幸と合流、医薬品ネットワークを立ち上げたのです。

「医薬品ネットワークを広げることが、果たしてライバルにもなる業界の皆さんの共感を得られるのか？」と疑問を呈する人ももちろんいました。直営店を持ちながら、他の薬局の方々とは卸売会社の立場でお取引するわけですから。でも、このビジネスモデルをつくるにはまずは直営店を活用するのが一番シンプルです。「こういうことをやりたいよね」「こうするとどうなんだろう？」。そういったアイディアが、そこで試せましたから。

メディカルシステムネットワークは、1999年に立ち上げ、2002年3月に上場。スピードに驚かれることもありますが、医薬品業界とは、そもそも国の政策ですごく守られている世界。ビジネスモデルを国が変えていく仕組みの中にあり、その仕組みさえわかっていれば、ビジネスを軌道に乗せるのは決して難しい話ではありません。

ただ、そのために必要な勉強は誰よりもしてきたつもりです。正しいか正しくないかではなく、誰がどんなことを言い、現実はどうなっているのか、突きつめて考えました。学生時代に社会思想を学び、さらに日本の政策を追いながら、これから世の中がどう変わっていくのか強い関心を持っていたことも要因としてあるでしょう。

私たちがつくっているのは、単なるシステムではなくインフラです。今や、似たようなサービスは他にもたくさん生まれていますが、私たちが他と違うとしたら、それは、卸売会社、ユーザーである薬局と、Ｗｉｎ-Ｗｉｎの関係をつくるために一緒に議論を重ねてきたこと。一緒に成長していける持続的な仕組みをつくってきたことが、私たちが成長を続けている理由でもあると思っています。

■プラットフォームで新しいビジネスモデルを

２０２２年、医薬品ネットワーク加盟店が、８０００件を超えました。この数字は、日本の全薬局の13%以上。そこで第6次中期経営計画では、加盟店は1万２０００件、直営店は５５０店舗まで増やす目標を掲げました。

市場の20%を取っていくということは、物流をともに変える役割を持つ卸売会社に対しても説得力を持つパーセンテージです。卸売会社だけではありません。加盟店やメーカーにとっても、今後、医薬品ネットワークというシステムが生み出す広がりは、業界の基準を再構築することのできる力になるだろうと思っています。

ただ、闇雲に数字を伸ばすことを目指すのでは意味がありません。そこから持続可能な新しいビジネスモデルをつくり、医療業界のインフラ構築にさらに貢献していくためにも、プラットフォームビジネスが今後の行方を担っていくでしょう。

例えば、２０２０年に設立したファーマシフトでは、ＬＩＮＥの公式アカウントを使った「つながる薬局」を運営していますが、その登録者は44万人を超え、開設から2年足らずで急激に伸びています。

これは、私たちにとっての新たな医療インフラ構築のベースにもなりうる数です。「つながる薬局」のユーザーが求めているもの、そのニーズをしっかりと把握し、こちらから的確な情報提供を行うことができれば、病気に対する不安や健康管理をより正確に、効率良く行うことができます。それは患者さんにとっても大きなメリットです。

また、ジェネリック医薬品を製造販売するフェルゼンファーマも、立ち上げから6年余りで売り上げを順調に伸ばしはじめました。

当初、医薬品製造販売会社をつくるというと「今から?」と驚かれました。しかし、サプライチェーンにおいて一番大切なのは、流通在庫を圧縮することです。計画生産できるか、できないかは、事業成功の大きな根拠になります。

また、品質、安全性を確保する体制づくりを徹底している一流製造会社に委託製造をお願いすることで、私たちは設備投資をすることなく、安心で安全な医薬品を製造することができています。

ファーマシフトもフェルゼンファーマも、今後、医薬品ネットワーク加盟店プラットフォームが拡大していくに伴い成長していくでしょう。ここを土台に、もっと能動的に、医療業界を変えるような新しいビジネスモデルを創造していけるのではないかと期待しています。

■事業のあり方が、サステナブル（持続可能）な社会をつくる

創業から20年が経ち、創業当時の思いや問題意識に、やっと時代が追いついてきたような感覚もあります。

薬局はただ薬を受け渡す場所ではありません。医療インフラとしての薬局の役割を考える時、メディカルシステムネットワークの使命は、地域それぞれの薬局が、その役割をしっかり果たせるように、経営、物流で支えていくことです。

医薬品の流通は、伝統的な文化や慣例に縛られ、まだまだ合理的ではないところが多々あります。卸売会社と薬局の利益が適正に分配されておらず、サステナブルとはいいがたい面もあるでしょう。逆にいえば、当社の事業がそうした社会課題を解決していける可能性もあると考えます。

取り立ててSDGsというつもりはありませんが、医薬品ネットワークによって物流コストを削減することができますし、マーケットを把握しているジェネリック医薬品の製造では過剰な医薬品の生産や廃棄を未然に防ぐことができます。当社の

事業そのものが、サステナブルな社会に貢献するものになりうるのです。

かつて、国が目指したのは、今のような処方箋の枚数を稼いでビジネスを成り立たせていくということではなかったと思います。

誰もが安心して暮らせる福祉国家をつくろうとした社会保障制度のなかで、果たして今、国が目指した社会が実現できているのかどうか、私たちは、誠実に考えていくべきだと思っています。

自分も周りも大切にする働き方を

自分自身がラグビーをやってきたこともあって、創業当時は「ラグビーをやっている人だけで会社をつくりたい」とよく言っていました。国内のスポーツ団体で第1号となる認定NPO法人「北海道バーバリアンズラグビーアンドスポーツクラブ」を立ち上げたのは、スポーツで「生活の豊かさ」を実践しようと思ったからです。現在では、グラウンド、クラブハウスの所有など基盤を整え、地域に根ざしたスポーツ振興は、社業と並行してこれからも取り組んでいきたいことの一つです。

ラグビーの魅力は、ゲームとしての面白さはもちろん、人の生き様を示唆してくれているようにも感じら

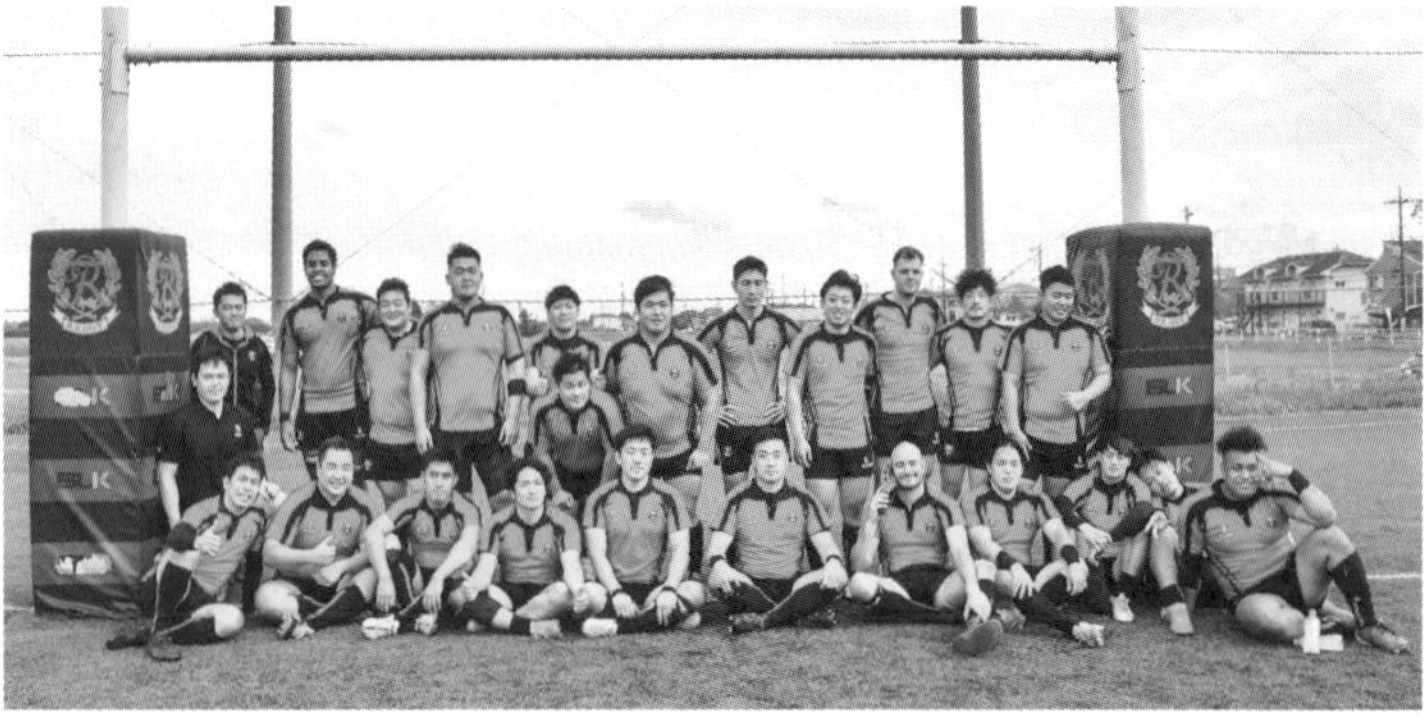

れることです。プレーをする全ての人たちに欠かせない行動基準を示した「ラグビー憲章」(※)というものがありますが、この「品位・情熱・結束・規律・尊重」という5つの原則は、組織づくりや会社の経営にも全く通じるものだと思います。

1987年に、ニュージーランドで第1回ラグビーワールドカップを観戦したのですが、そこで「自分の生活を大切にする」という彼らの暮らしぶりにふれ、強い衝撃を受けました。

当時の日本人といえば、「ワーカホリック」といわれ、ひたすら仕事に尽くすのが美徳。しかしニュージーランドでは、アフター5はスポーツや趣味に充て残業する人などほとんどいませんでした。

多くの人が地域のクラブに所属し、トップチームからジュニア、シニアまで、現役でラグビーを続けられる環境がありました。一度就職したらその会社に一生を捧げるという、終身雇用が当たり前だった日本とはまるで違う世界に、彼らは生きていたのです。

自分自身の生活も変えなくては、と考えるようになったのは、ラグビーのおかげです。そして、せっかく自分で会社をつくるなら、夕方の5時には仕事をぱっとやめて、みんながそれぞれ好きなスポーツができるような、そんな会社が良いと思いました。

社員たちに伝えたいことがあるとしたら、仕事しかやらない人間にはなってほしくないなということです。薬局という役割上、もちろん必ずしもそういうわけにはいかないこともあるでしょう。けれども、仕事以外のことも大切にする、なるべく早く帰ろうとする、そういう気持ちは大事にしてほしいと思っています。

自分の家族や友人、周りにいる好きな人たちを大事にできるのであれば、その分、他の人たちにも優しくなれるはずですから。ゆとりを持って生活してほしいというのは、当社の想いとしてこれからも大事にしていきたいことです。

※ＪＲＦＵ／日本ラグビーフットボール協会　https://www.rugby-japan.jp/future/corevalues

おわりに 「まちのあかり」の、その先へ

医薬品ネットワークという事業から始まり、薬局の経営、医療モールの開発、サ高住の立ち上げ、また近年は医薬品の製造販売からデジタルシフトといった事業領域にまで拡大。１９９９年の創業当時は、まだ生活の質＝ＱＯＬという考え方自体が新しく、なじみが薄かった時代です。

その当時から、私たちが目指してきたものは変わりません。近年ようやく、国民全体のＱＯＬの向上に貢献できる会社に成長してきたのでは、と感じられるようになり、振り返ると「よく頑張ってきたな」と感慨深いものがあります。よくここまで理想を形にできたものだと。

しかし、これは決して創業者である田尻や秋野といった経営陣が優れていた、という話ではありません。

田尻はよく、「自分を超えていくような人間が現れなかったら、この会社の将来

は無い」と言います。優秀な人をもっと招いて、自分ができないことはその人たちと一緒にやっていく。その結果として、今があります。今日の発展は、ここに集まる一人ひとりの皆さんが力となり、つくり上げてきたものだと思っています。

私たちのコーポレートスローガン〝ちかくにいる。ちからになる。〟。この言葉が意味するのは、医療人として患者さんや地域を一番近くで支える力になるということです。

事業の土台であり根幹である、地域薬局としての「なの花薬局」の経営は、直営、加盟といった垣根を越えて繋がり合い、ヒューマンネットワークをつくっていくことがさらに目指されます。

本書でふれましたが、私たちの事業は、医療業界が一体となって、お互いに高め合いながら推し進めていくものでなければ意味が無いと思っています。自社の直営薬局を広げたいとか、自分たちだけが生き残れば良いという発想は、私たちにはありません。

その意味では、国民の生活のＱＯＬ向上に貢献するという想いに対して、私たちはまだまだ可能性を持っています。

それはつまり、まだゴールには至っていないということ。

全国に「まちのあかり」を届ける、その先に未来は多様に広がっており、その終わりのないプロセスの中に、私たちの発展もまたある。地域医療の未来を創造する存在として、質の高い医療を提供していく仲間が、これからももっと増えていくことを願っています。

最後に、本書制作に携わってくださった全ての皆様に感謝申し上げます。また、三神早耶さんと高田ともみさんに感謝します。三神さんには関係者へインタビューとライティングをお願いしました。高田さんには全体の構成を担当していただき、適切なアドバイスをいただきました。このお二人との出会いがなければ、本書は誕生しなかっただろうと思います。

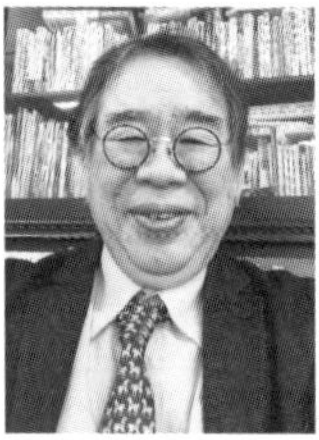

著者■本間克明

メディカルシステムネットワークグループ
株式会社北海道医薬総合研究所取締役会長
1954年北海道旭川市生まれ。
北海道薬科大学（現北海道科学大学薬学部）卒業、同大学院修士課程修了。北海道大学大学院経済学院修士課程修了（MBA 取得）。現在、産業能率大学 通信教育課程（心理マネジメントコース）に在学中。声楽を長内勲、岡元敦司に師事。男声合唱団ススキーノ副団長。バリトン歌手としても活躍中。
日本薬剤師会会員、一般社団法人日本保険薬局協会（NPhA）設立理事、社会福祉法人ノマド福祉会評議員、一般社団法人ソーシャルユニバーシティ理事、一般社団法人医薬総合研究会理事、株式会社ニナファームジャポン顧問

インタビュアー／ライター■三神早耶
構成／編集■高田ともみ

ちかくにいる。ちからになる。
メディカルシステムネットワークが目指す未来

2023年3月25日　初版　第1刷発行

著者　本間克明
発行人　了輪　慎
発行　株式会社北海道医薬総合研究所
〒060-0010　北海道札幌市中央区北10条西24丁目2番地
URL: https://www.iyakusoken.jp/
発売　株式会社薬事日報社
〒101-8648　東京都千代田区神田和泉町1-11
TEL 03-3862-2141（代表）　FAX 03-3866-8408
印刷/製本　佐川印刷株式会社

ISBN978-4-8408-1603-8

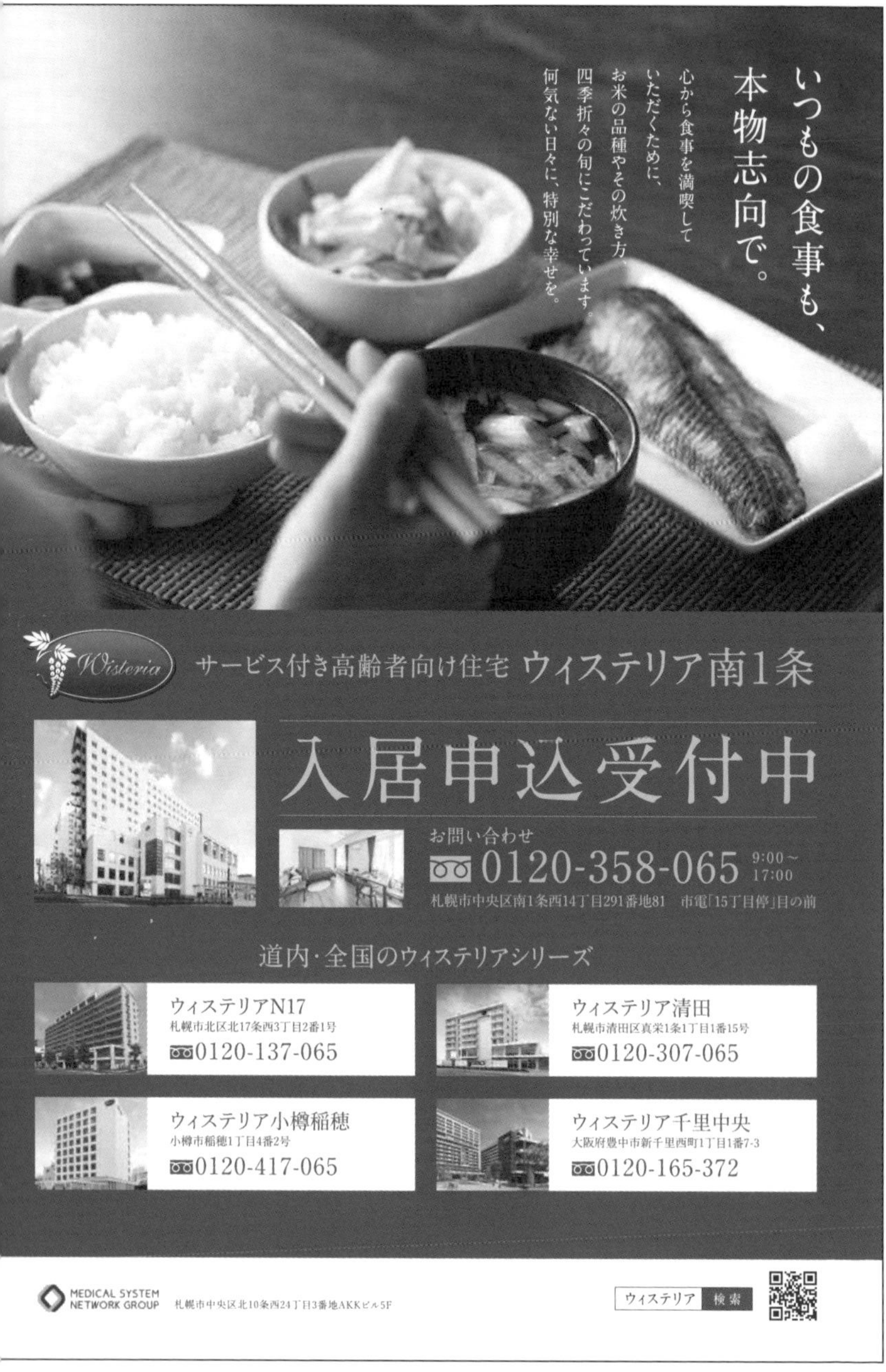
いつもの食事も、
本物志向で。
心から食事を満喫して
いただくために、
お米の品種やその炊き方、
四季折々の旬にこだわっています。
何気ない日々に、特別な幸せを。
Wisteria
サービス付き高齢者向け住宅 ウィステリア南1条
入居申込受付中
お問い合わせ
0120-358-065 9:00～17:00
札幌市中央区南1条西14丁目291番地81 市電「15丁目停」目の前
道内・全国のウィステリアシリーズ
ウィステリアN17
札幌市北区北17条西3丁目2番1号
0120-137-065
ウィステリア清田
札幌市清田区真栄1条1丁目1番15号
0120-307-065
ウィステリア小樽稲穂
小樽市稲穂1丁目4番2号
0120-417-065
ウィステリア千里中央
大阪府豊中市新千里西町1丁目1番7-3
0120-165-372
MEDICAL SYSTEM
NETWORK GROUP
札幌市中央区北10条西24丁目3番地AKKビル5F
ウィステリア 検索